ATLAS DER ANATOMIE
DES MENSCHLICHEN KÖRPERS
IM RÖNTGENBILD

DEN LICHTDRUCK DER ABBILDUNGEN BESORGTE
DIE KUNSTANSTALT J. B. OBERNETTER · MÜNCHEN

ATLAS DER ANATOMIE DES MENSCHLICHEN KÖRPERS IM RÖNTGENBILD

VON

Dr. ALBERT HASSELWANDER

O. Ö. PROFESSOR DER ANATOMIE
AN DER UNIVERSITÄT ERLANGEN

MÜNCHEN · VERLAG VON J. F. BERGMANN · 1926

ISBN-13: 978-3-642-89804-4 e-ISBN-13: 978-3-642-91661-8
DOI: 10.1007/978-3-642-91661-8

Alle Rechte, insbesondere das der Übersetzung in fremde Sprachen, vorbehalten.
Copyright 1926 by J. F. Bergmann in München.

Softcover reprint of the hardcover 1st edition 1926

INHALT.

	Seite
Vorwort	3
Einleitung	7
I. Schädel	11
II. Stammskelet	22
III. Becken	30
IV. Obere Extremität	32
Einige Bewegungsbilder der oberen Extremität	44
Einige Variationserscheinungen und vielfach mit Varietäten verwechselte pathologische Bildungen	47
V. Untere Extremität	49
1. Hüfte	49
Bewegungsbilder des Hüftgelenks	50
2. Kniegelenk	52
3. Fuß	58
Die Variationserscheinungen am Fußskelet	66
VI. Verknöcherung	70
Verknöcherung der Hand. (Vergleich des Zustandes bei Mädchen und Knaben)	76
Verknöcherung des Fußes	80

VORWORT.

Wer, wie der Verfasser dieses Buches, durch seine eigenen Arbeiten Gelegenheit und immer wieder erneut Anlaß hatte, die Bedeutung der Röntgenstrahlen, im speziellen ihren diagnostischen Wert für die Medizin zu würdigen und die Bestrebungen zu verfolgen, welche darauf gerichtet waren, durch einen immer weiter getriebenen Ausbau der Untersuchungsmethoden die Aufschlüsse auf einen möglichst hohen Grad der Vollkommenheit zu bringen, welche sie dem Arzt über den Körper seines Patienten gewähren, dem drängt sich immer wieder und in verstärktem Maße die Erkenntnis derjenigen Wechselbeziehungen auf, die zwischen der Anatomie und Röntgenologie bestehen. Es ist eine Symbiose, bei der jeder Teil den reichsten Nutzen empfängt und gewährt. Eingreifende Umgestaltungen mancher Ansicht hat die Anatomie von dem neuen Untersuchungsmittel erfahren, sie selbst bildet aber auch in jedem praktischen Falle den Grundstein und Ausgangspunkt für die Beurteilung der krankhaft gestörten oder abnormen Verhältnisse.

Aus dieser Erwägung heraus hat Verfasser schon im Jahre 1909 zum erstenmal eine Vorlesung über die Anatomie im Röntgenbilde abgehalten in dem Bestreben, den Studierenden schon vor der Zeit, da sie in die klinischen Studien eintreten, eine sichere Grundlage für die Beurteilung des Krankhaften aus dem, was uns das Röntgenbild zeigt, zu ermöglichen. Es hat sich aber auch schon bei der ersten Vorlesung dieser Art als ein besonders wichtiges Erfordernis aufgedrängt, zunächst über die Art, wie die von einem Punkt aus divergierenden Strahlen das Bild erzeugen und wie dieses Bild dann nachher zu betrachten sei, unbedingte Klarheit zu schaffen. Wer sich nicht die Mühe gibt, das Geschehen der Bilderzeugung durch die Projektion einmal ganz durchzudenken, dem wird auch bei sonst guter Kenntnis der Anatomie die Einsicht in die jeweils vorliegenden Verhältnisse nie zu voller Klarheit gedeihen und Irrtümer, meist zwar nur geringfügig, manchmal aber doch schwer und verhängnisvoll, werden ihm unvermeidlich sein. Erst wenn wir das Geschehen bei der Bilderzeugung kennen, werden wir das Erreichbare beurteilen können und auf Wege aufmerksam, wie da und dort letzte Aufschlüsse zu gewinnen sind.

Gerade bei diesen obenerwähnten Vorlesungen wurde der Verfasser auf die Unzulänglichkeiten aufmerksam, die bis dahin — und größtenteils bis heute — den Untersuchungsmethoden anhaften und sah sich gezwungen, seine eigenen Ansichten zu vertiefen. Geraume Zeit und manche Mühe mußte auf die weitere Ausgestaltung der Methode verwendet werden, die schließlich zu einer nahezu ausschließlichen Verwendung des stereoskopischen Verfahrens führte.

Daß solche Studien nicht nur einen akademischen Wert haben, sondern sich praktisch ganz unmittelbar auswirken, hat dem Verfasser seine 4jährige ärztliche Tätigkeit während der Kriegsjahre 1914/18 gezeigt, wo sie in Tausenden von Fällen reichen Nutzen und in der überwältigenden Zahl der Fälle eine geradezu restlose Klärung der diagnostischen Aufgabe gewährten. Bei dieser Gelegenheit mußte sich aber auch der Verfasser immer wieder und oft in einer erschreckenden Weise überzeugen, wie hilflos die Ärzte dem Röntgenbild gegenüberstanden. Worin liegt der Grund dieser verwunderlichen und betrüblichen Erscheinung? Es gibt ja doch kaum heute eine Klinik, in der nicht reichlich Röntgenbilder gezeigt würden, und in einer Anzahl von Lehrbüchern und Atlanten — ich nenne nur Grashey, Groedel, Köhler, Aßmann, Schittenhelm — haben Autoren von großer Erfahrung aus der Fülle ihrer Beobachtungen das Wissenswerte mitgeteilt. Offenbar ist hier nicht der Grund jener oben erwähnten Unbeholfenheit zu suchen. Er liegt vielmehr in einem Mangel an Methode bei der Betrachtung des Röntgenbildes und der Auswertung der Fülle von Tatsachen, die es mitzuteilen hat.

Dies bekräftigte die Verpflichtung, für das breitere ärztliche Publikum eine Darstellung der normalen Anatomie gerade von dem Gesichtspunkt aus zu liefern, wie denn durch die Strahlen die übereinanderliegenden Teile auf die Bildfläche der Platte oder des Schirmes projiziert werden und wie diese Bilder zu lesen sind.

So soll denn dieses Buch nicht aufgefaßt werden etwa als eine Art von Konkurrenzunternehmen gegenüber den bisher bestehenden, wie etwa den von reichster Erfahrung geleiteten Werken von Grashey und Köhler, es setzt sich hauptsächlich zum Ziel, den Arzt zu der Betrachtungsweise anzuleiten, aus der ihm eine möglichst restlose Aufklärung zuteil wird, und ihm in Zweifelsfällen Aufschluß über das Erreichbare zu bieten.

Schon von jeher war es die Überzeugung des Verfassers, daß, wenigstens prinzipiell gesprochen, durch die Röntgenstrahlen alle Teile des Körpers sichtbar gemacht werden können, sofern sie nur Dichtigkeitsunterschiede gegeneinander aufweisen. Diese Anschauung hat von Jahr zu Jahr neue Bekräftigung erfahren, als eine große Anzahl von Methoden auftauchten, Dichtigkeitsunterschiede zwischen den einzelnen Teilen zu betonen. So soll denn zwar einmal zunächst dieser erste Band demjenigen Bestandteil des Körpers gewidmet sein, der durch seinen auffälligsten Dichtigkeitsgrad als erster der Darstellung zugänglich war, dem Skelet. Ein 2. Band soll dann in möglichst umfassender Weise zeigen, daß mit bisher nur mehr geringen Ausnahmen so ziemlich alle Organe mehr oder weniger vollständig sichtbar gemacht werden können.

Der Notgemeinschaft der deutschen Wissenschaft schuldet der Verfasser aufrichtigen Dank für die Unterstützung mit Verbesserungen seiner Apparatur, deren Erwerbung während der schlimmsten Zeit unserer Not ohne ihre Hilfe kaum möglich gewesen wäre, hier aber bereits einen Teil ihrer Früchte trägt.

Die Bilder sind vom Verfasser durch eine lange Reihe von Jahren gesammelt worden, wobei ihm die verehrten Kollegen A. Köhler, Schinz und Stettner manches Wertvolle und für ihn weniger leicht Erreichbare, so die beiden erstgenannten Skeletvarietäten, der letztere die Ossifikationsstufen der kindlichen Hand zur Verfügung stellten. Es sei ihnen hier der herzlichste Dank ausgesprochen. Herr Photograph H. Rudolphi hat während der Jahre 1921/23 mit feinstem Verständnis viele prächtige Bilder, wie besonders die photographischen, im Institut des Verfassers hergestellt, wofür auch ihm der beste Dank ausgesprochen sei.

Besonderer Dank ist aber der Verlagsbuchhandlung J. F. Bergmann zu zollen, welche in Zeiten tiefster wirtschaftlicher Depression und unerhörter Schwierigkeiten doch die Großzügigkeit, den Mut und die Zähigkeit bewahrte, das Unternehmen zu einem gedeihlichen Abschluß zu führen, nicht minder Herrn Obernetter, der als ein wahrer Meister der Reproduktionskunst und mit großer Hingebung bei der Wiedergabe das oft kaum möglich Scheinende geleistet hat.

EINLEITUNG.

Das Prinzip des Strahlenganges, mit welchem wir ein Röntgenogramm gewinnen, ist im Grund kein anderes als dasjenige, welches, wenn auch mit wesentlich anderer Versuchsanordnung die Erzeugung von Bildern mit Lichtstrahlen, also die Photographie beherrscht. Es ist das Prinzip der

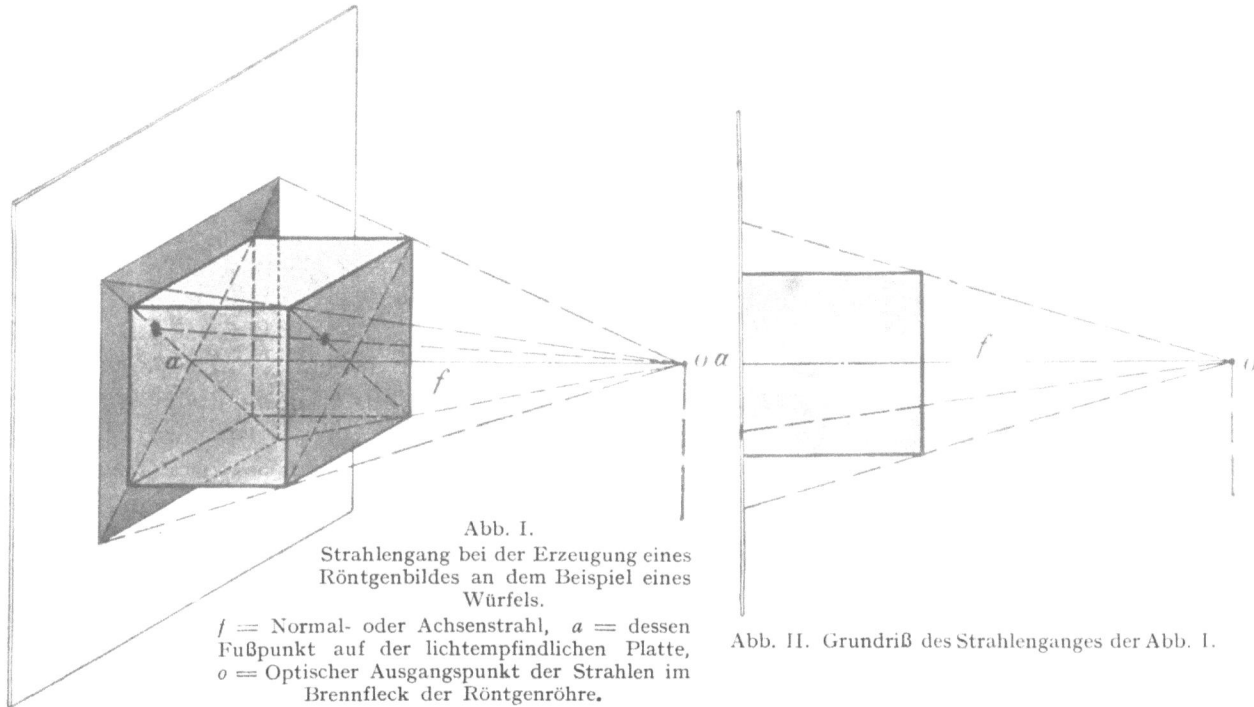

Abb. I.
Strahlengang bei der Erzeugung eines Röntgenbildes an dem Beispiel eines Würfels.
f = Normal- oder Achsenstrahl, a = dessen Fußpunkt auf der lichtempfindlichen Platte, o = Optischer Ausgangspunkt der Strahlen im Brennfleck der Röntgenröhre.

Abb. II. Grundriß des Strahlenganges der Abb. I.

Zentralprojektion. Bei der Photographie können wir uns den vorderen Knotenpunkt des Linsensystems als das optische Zentrum vorstellen, nach welchem von jedem Punkt des abzubildenden Körpers herkommende Strahlen zusammenlaufen, um dann auf ihrem weiteren Wege die photographische Platte zu treffen und auf dieser Ebene eine Projektionsfigur, meist von verkleinertem Maßstab, hervorzurufen. Würden wir ein solches Bild von einer etwa 1 m von diesem Knotenpunkt entfernten Fläche und einem davor aufgestellten Körper, vielleicht einem Würfel gewinnen und dieses Bild sodann, auf den Maßstab der abgebildeten Fläche vergrößert, mit einem Auge aus der Entfernung von 1 m betrachten, so könnten wir uns genau denselben Raumeindruck verschaffen, als ob der Körper selbst vor uns stünde. Wir müßten dann den Drehpunkt unseres Auges*) als das optische Zentrum fungieren lassen und sorgen, daß dieses wieder genau so dem Bild gegenübersteht, wie vorher der vordere Knotenpunkt des Linsensystems der abzubildenden Raumanordnung gegenüberstand. Dies könnten wir leicht dadurch beweisen, daß wir vor dem Bilde den aufgenommenen Würfel (er sei aus Draht gefertigt) aufstellen; denn seine

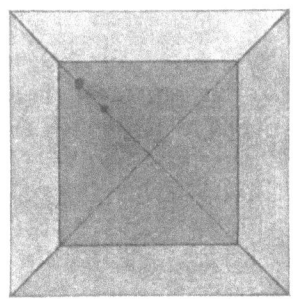

Abb. III. Das mit dem Strahlengang der Abb. I u. II erzeugte Bild.

Kanten und Ecken würden sich nun vollkommen mit dem Bilde decken. Die Abb. I, II und III veranschaulichen dieses Bild und das Geschehen sowohl bei der Aufnahme als bei der Betrachtung, wobei wir uns den Punkt o nur abwechselnd als den vorderen Knotenpunkt des Linsensystems oder den Drehpunkt*) unseres Auges vorzustellen brauchen.

---

*) Bei ruhendem Auge seinen Knotenpunkt.

Ganz die gleiche Anordnung kann uns aber auch das Geschehen bei der Aufnahme und Betrachtung eines Röntgenbildes veranschaulichen; dann ist eben o das eine Mal der Brennfleck der Röntgenröhre und stellt den Punkt dar, von welchem ausgehend die Röntgenstrahlen das Schattenbild des Würfels auf die Platte werfen, das andere Mal bei der Betrachtung stellt o wieder den Drehpunkt unseres Auges dar, dessen Blick bei der Betrachtung die einzelnen Punkte des Bildes durchwandert.

Was geht aus diesem Beispiel für die Betrachtung eines Röntgenbildes als Schlußfolgerung hervor? Es zeigt sich, daß ein einzelnes Röntgenbild streng genommen nur dann richtig betrachtet wird, wenn wir es mit einem Auge ansehen und auch nur dann, wenn die Platte dem Auge geradeso gegenübersteht, wie bei der Aufnahme dem Röhrenbrennfleck, wenn also die kürzeste Verbindung zwischen Auge und Platte, der Achsenstrahl, in gleicher Länge wie bei der Aufnahme, wiederum auf demselben „Fußpunkt" auftrifft. Wir müssen dann also den aufgenommenen Körper in derselben Perspektive sehen, wie er sich sowohl der photographischen, als auch der Röntgenaufnahme dargeboten hat. Denken wir diesen Gedankengang bis zu dessen letzten Konsequenzen durch, dann wird uns erst bewußt, wie so ganz allgemein, ja nahezu ausnahmslos die Betrachtung des Röntgenbildes unrichtig ausgeführt wird. Denn es ist geradezu allgemein üblich, das, was bei der Röntgenaufnahme plattennahe war, also scharf gezeichnet erscheint, sich bei der Betrachtung eines Röntgenbildes, verleitet von der deutlicheren Form, als das Nähergelegene vorzustellen. Die Perspektive ist dabei natürlich falsch, das Fernergelegene erscheint vergrößert, das Nähere relativ kleiner, also gerade umgekehrt wie bei der Betrachtung des Gegenstandes selbst; und da doch durch die Zentralprojektion des röntgenographischen Schattenbildes die plattenferneren Teile gegen die plattennahen verschoben abgebildet werden, so entstehen irrtümliche Vorstellungen über die gegenseitige Lage der Teile. Es ist sehr zu bedauern, daß sich diese Gepflogenheit so allgemein eingebürgert hat, daß man fast nicht hoffen kann, sie werde auszumerzen sein und durch richtige Betrachtungsweise ersetzt werden können, denn überall, wo wir in Lehrbüchern und Atlanten Pausenzeichnungen nach Röntgenbildern sehen, bemerken wir diese umgekehrte Perspektive. Wenn auch der Schaden in den meisten Fällen nicht unmittelbar ersichtlich ist, so wäre doch ohne Zweifel die Umstellung auf die richtige Betrachtungsart, auf die übrigens Lambertz schon im Jahre 1900 aufmerksam gemacht hat, besonders für die Beurteilung von Lageverhältnissen sehr förderlich.

Aus diesem Gedankengang heraus ergibt sich ohne weiteres, daß wir als das einfachste Mittel, um die Projektionsfiguren der Röntgenbilder mit ihren dem Umgeübten oft schwer verständlichen Überdeckungen und räumlichen Verlagerungen klarzumachen, kein besseres Mittel haben als, wie es in diesem Atlas durchgeführt wurde, dem Röntgenbild das Photogramm der betreffenden Region gegenüberzustellen, welches von demselben Projektionszentrum aus gewonnen ist*). Die Vorrichtung, welche ich für diese Darstellung benützte, bestand in einem ziemlich einfachen Gestell, welches so eingerichtet war, daß man darauf zeitlich nacheinander sowohl eine Röntgenröhre als einen photographischen Apparat anbringen und deren Entfernung vom Objekt leicht so einstellen konnte, daß bei beiden Aufnahmen das Projektionszentrum gleich weit von dem Objekt abstand. Wurden sodann die beiden Bilder, das Röntgenogramm und das Photogramm auf dieselbe Größe gebracht, so bestand absolute Kongruenz der Maße und Formen, so daß die beiden Bilder ohne weiteres aufeinander bezogen werden konnten. Um die Klarheit nicht zu schädigen, wurden die beiden Bilder nicht durch eingezeichnete Beschriftung verunziert, sondern es wurde dafür eine Pausenzeichnung neben die Abbildung gestellt. So wurden zunächst zur Abbildung der einzelnen Abschnitte des Skelets eigene Präparate angefertigt, welche besonders behandelt waren. Um die Gelenke in den natürlichen Stellungen der beteiligten Skeletstücke zu erhalten, wurden von Leichen, die mit konzentriertem Formalin injiziert und dadurch vollkommen starr gemacht worden waren, Präparate angefertigt, jedoch so, daß eine hinreichende Menge von Weichteilen erhalten blieb um die Lageverhältnisse der Knochen so aufrechtzuerhalten, wie es in der Leiche gewesen war, und nur diejenigen Teile der Knochen wurden sorgfältig freigelegt, welche durch das Photogramm sichtbar gemacht werden sollten.

---

*) Auch Regener hat von dieser Möglichkeit in einer anregenden Arbeit über die Perspektive der Röntgenbilder Gebrauch gemacht. Fortschr. a. d. G. d. Röntg.. Bd. XXV.

Dieses Verfahren besitzt eine gewisse Ähnlichkeit mit der von H. Virchow geübten wertvollen Methode der Skeletzusammenfügung „nach Form", bei welchem vor der Mazeration die Weichteile nicht gleich vollständig abgefleischt werden, sondern von ihnen zunächst nur soviel entfernt wird, daß auf einer Seite die Knochen freiliegen und so die Möglichkeit besteht, von ihnen einen naturgetreuen Abguß zu gewinnen, der dann nach vollendeter Mazeration als Matrize für die richtige Aufstellung des Skeletes verwendet werden kann. Nur auf dem hier eingeschlagenen Wege war es möglich, die Gelenke so darzustellen, wie sie tatsächlich im Körper liegen.

Aber auch für Aufnahmen der Gelenke des lebenden Menschen, die ja doch vor allem in einem Atlas der Anatomie im Röntgenbilde zu figurieren haben, ergab sich noch ein Vorteil aus der oben beschriebenen Aufnahmeanordnung, der besonders in topographisch-anatomischer Hinsicht von Wert ist. Mit der röntgenographischen Aufnahme wurde jedesmal auch ein photographisches Bild der betreffenden Körpergegend gewonnen. Durch Deckungsmarken war es dann leicht möglich, die beiden auf die gleiche Größe gebrachten Bilder ineinander zu kopieren, ein Verfahren, das übrigens gleichfalls und schon vor vielen Jahren einmal von Gocht angegeben und mit einem Bilde illustriert worden ist. Die Bilder, welche auf diese Weise gewonnen sind, zeigen die Lage der Knochen unter der Haut etwa so, wie wenn wir den Körper, glasartig durchsichtig gemacht ansehen würden. Um nur ein Beispiel zu nennen, zeigt das so gewonnene Bild der Hand sehr deutlich, daß die Gelenklinien der Interphalangealgelenke über die queren Stauungsfalten auf der Streckseite distalwärts hinausragen, also nicht mit ihnen übereinstimmen, was der Uneingeweihte anzunehmen geneigt ist.

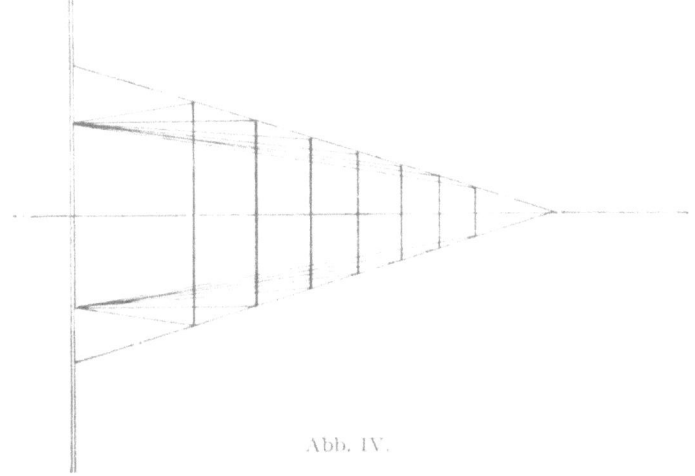

Abb. IV.

Nun freilich darf man sich aber nicht der Illusion hingeben, daß bei der richtigen Betrachtung eines einzelnen Röntgenbildes mehr möglich wäre, als sich eben eine subjektiv annähernd richtige Vorstellung von der Form und Lage der Gebilde zu machen. Jede Feststellung über Tiefenverhältnisse ist vollkommen unmöglich und da wir ja demnach keinen Anhaltspunkt über die Tiefenlage eines Gebildes haben, so fällt auch die Möglichkeit einer richtigen Beurteilung über die Quer- und Längsdimensionen, also der beiden anderen Raumerstreckungen weg. Die Abb. IV zeigt, daß wir uns in das als Beispiel gewählte Bild eines Würfels auch bei vollkommen richtiger Orientierung unseres Auges zum Bild außer der Gestalt des Würfels noch unendlich viele andere Körper von der Gestalt abgestumpfter Pyramiden hineindenken können. Es ergibt sich also die Frage, ob denn wirklich keinerlei Mittel zu Gebote steht, aus dem gewonnenen Bilde die Gestalt des aufgenommenen Körpers wieder richtig zu rekonstruieren. Vordringlich ist diese Frage zunächst bei der Lokalisation von Fremdkörpern geworden, aber letztlich besteht sie bei jeder Untersuchung des menschlichen Körpers mit seinen drei Dimensionen, und eine wirklich definitive Lösung der Aufgabe, ihn mittels der Röntgenstrahlen zu untersuchen, wird nur dann erzielt werden, wenn wir statt eines Flächenbildes ein „Raumbild" gewinnen können.

Bei einfacheren Feststellungen mag man sich mit dem Flächenbilde behelfen und auch die eine oder andere Hilfsmaßnahme, wie deren manche ersonnen und angegeben worden sind, mag ganz leidlich befriedigen. Wo aber irgendwelche komplizierten Gebilde in Betracht kommen — der Schädel ist hierfür wohl ein besonders eindrucksvolles Beispiel —, da drängt die Untersuchung sogleich auf mehr als das oben Aufgeführte, und die Hilfsmaßnahmen, wie Bilder, die in sagittaler und transversaler Strahlenrichtung gewonnen sind, erweisen sich als unzureichend, sie sind eine Plattenverschwendung und nichts mehr.

Hier tritt die Stereoskopie als die Vollendung der Abbildung in ihre Rechte.

Es ist hier nicht der Ort, die Anwendung der stereoskopischen Methoden auf das Röntgenbild mit allen aus ihnen hervorgehenden Möglichkeiten einer raumrichtigen Wiedergabe, Messung und Rekonstruktion zu besprechen. So viel aber soll hier gesagt werden, als nötig ist, um das wesentlich Unterscheidende gegenüber der Einzelaufnahme und daraus den Wert des Verfahrens verständlich zu machen.

Schon oben wurde betont, daß ein einzelnes Röntgenbild, wenn aus ihm ein räumlicher Eindruck gewonnen werden soll, nur mit einem Auge betrachtet werden muß. Der Grund liegt darin, daß nur dann die räumlichen Bedingungen wieder in derselben Weise hergestellt werden können, wie sie etwa bestehen, wenn wir den aufgenommenen Körper selbst anblicken würden. Bei der Betrachtung eines solchen Einzelbildes mit beiden Augen nehmen aber die Netzhautbildchen, welche auf dem Augenhintergrunde entworfen werden, in den beiden Augen identische Stellen ein, jene parallaktischen Verschiedenheiten, welche bei der Betrachtung der in verschiedenen Raumebenen liegenden Punkte eines Gegenstandes den räumlichen Eindruck hervorrufen, fehlen, und die betrachtete Bildfläche muß bei dieser Betrachtungsweise als eine Ebene erscheinen. Wollen wir eine Tiefenwirkung erzielen, so müssen wir zwei Bilder von zwei verschiedenen Standpunkten aus gewinnen und diese dann wieder bei der Betrachtung unter denselben räumlichen Bedingungen betrachten, welche bei der Aufnahme zwischen den Röhrenbrennflecken der beiden Röhrenstellungen und der Ebene der zwei Platten bestanden haben. Diese Bedingungen zu erfüllen, gibt es mancherlei Wege, sie möglichst genau einzuhalten, ist Sache der Konstruktion von Apparaten, und tatsächlich verfügen wir heute über derartige Vorrichtungen, welches es uns ermöglichen, die aufgenommenen Körper im Röntgenbild nicht nur mit beinahe vollkommener Ausschließung von Fehlern körperlich, als Raumbild sichtbar zu machen, sondern auch, indem wir mit verschiedenen Hilfsvorrichtungen in dem Raum, wo dieses Bild körperhaft erscheint, unter der Kontrolle der Augen unsere Manipulationen ausführen, ihn zu messen, zu zeichnen oder plastisch zu rekonstruieren. Gerade darin, daß man mit diesen Vorrichtungen das Raumbild sozusagen fassen, abtasten, messen und nachbilden kann, liegt der wesentliche Unterschied gegenüber der bisher gepflogenen subjektiven Betrachtung von stereoskopischen Röntgenbildern. Dabei war man lediglich auf eine subjektive Schätzung von Distanzen angewiesen, bei der ebensowohl Irrtümer vorkommen konnten, als wenn nur ein Einzelbild betrachtet wird und so mag es wohl kommen, daß man bisher das stereoskopische Röntgenbild zwar als eine ganz reizvolle Art der Darstellung betrachtet hat, einen besonderen praktischen Wert aber nicht aus ihm gewinnen zu können glaubte.

Wenn nun in dieser Darstellung auf eine raumrichtige Wiedergabe der stereoskopischen Bilder aus dem naheliegenden Grunde der Reproduktion in kleinem Format verzichtet werden mußte, so glaube ich doch, daß auch in dieser Form die Bilder hinreichend für sich sprechen und zeigen, daß aus ihnen, besonders wenn es sich um komplizierte Bildungen, wie etwa den Schädel, handelt, ganz unverhältnismäßig mehr zu entnehmen ist, als aus den bisher angewendeten Einzelbildern. Es handelt sich ja dann darum, daß man den dargestellten Skeletteil räumlich mit allen Einzelheiten vor sich sieht und lediglich eine Kenntnis der Anatomie nötig ist, um die dargestellten Teile ohne weiteres zu erkennen. Bei der Reproduktion dieser stereoskopischen Bilder mußte mit der Gefahr gerechnet werden, daß lose eingesteckte Bilder bei dem Gebrauch verlorengehen und der Atlas darum entwertet werden könnte. Um dieser Gefahr zu begegnen, hat sich der Verlag in großzügiger Weise entschlossen, außer den beigelegten Einzelstereogrammen noch Zweitdrucke in den Atlas selbst aufzunehmen. Auf diese Weise wird die fortlaufende Reihe der Bilder erhalten bleiben, während doch die Möglichkeit besteht, allenfalls verlorengegangene Einzelstereogramme aus den Vorräten des Verlages später ersetzen zu können.

I. Schädel.

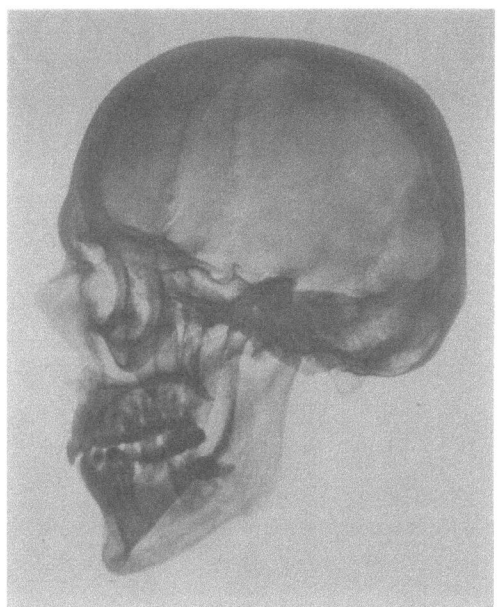 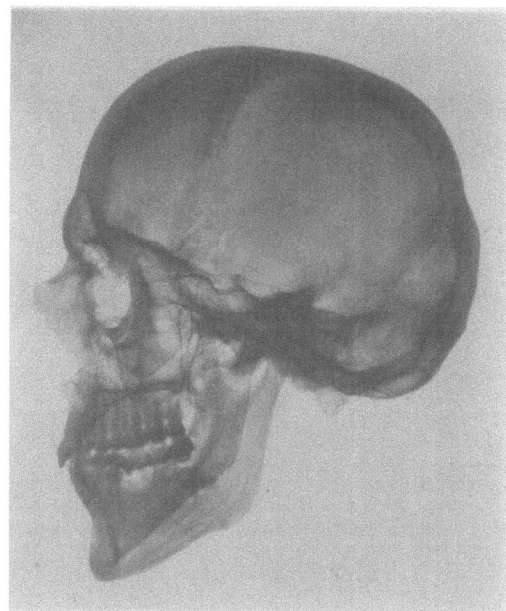

Abb. 1. Profilaufnahme des Schädels, mit transversalem Strahlengang gewonnen.

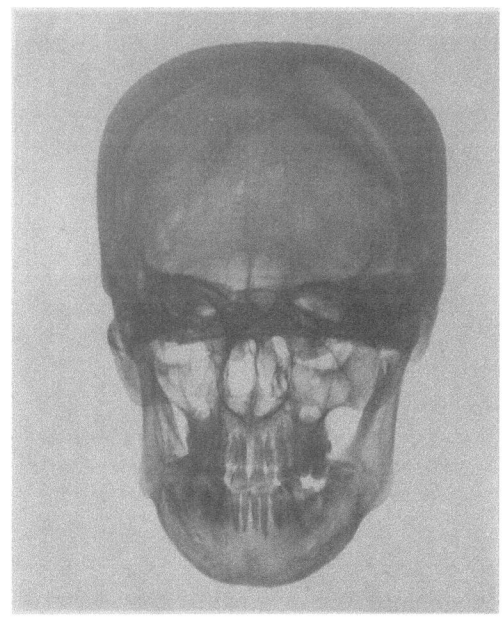 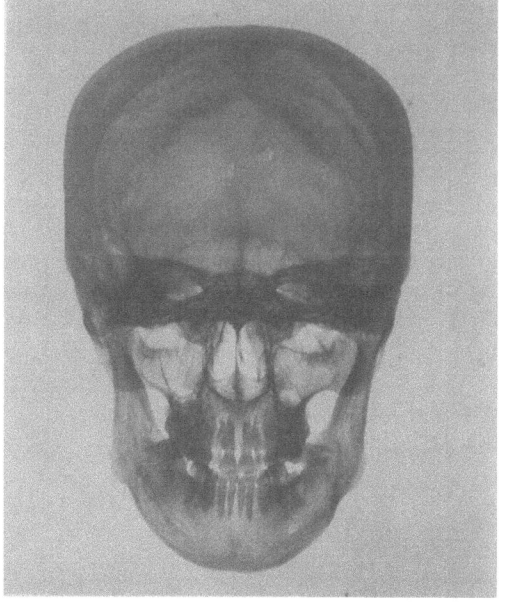

Abb. 2. Bild des Schädels bei occipitofrontalem Strahlengang.

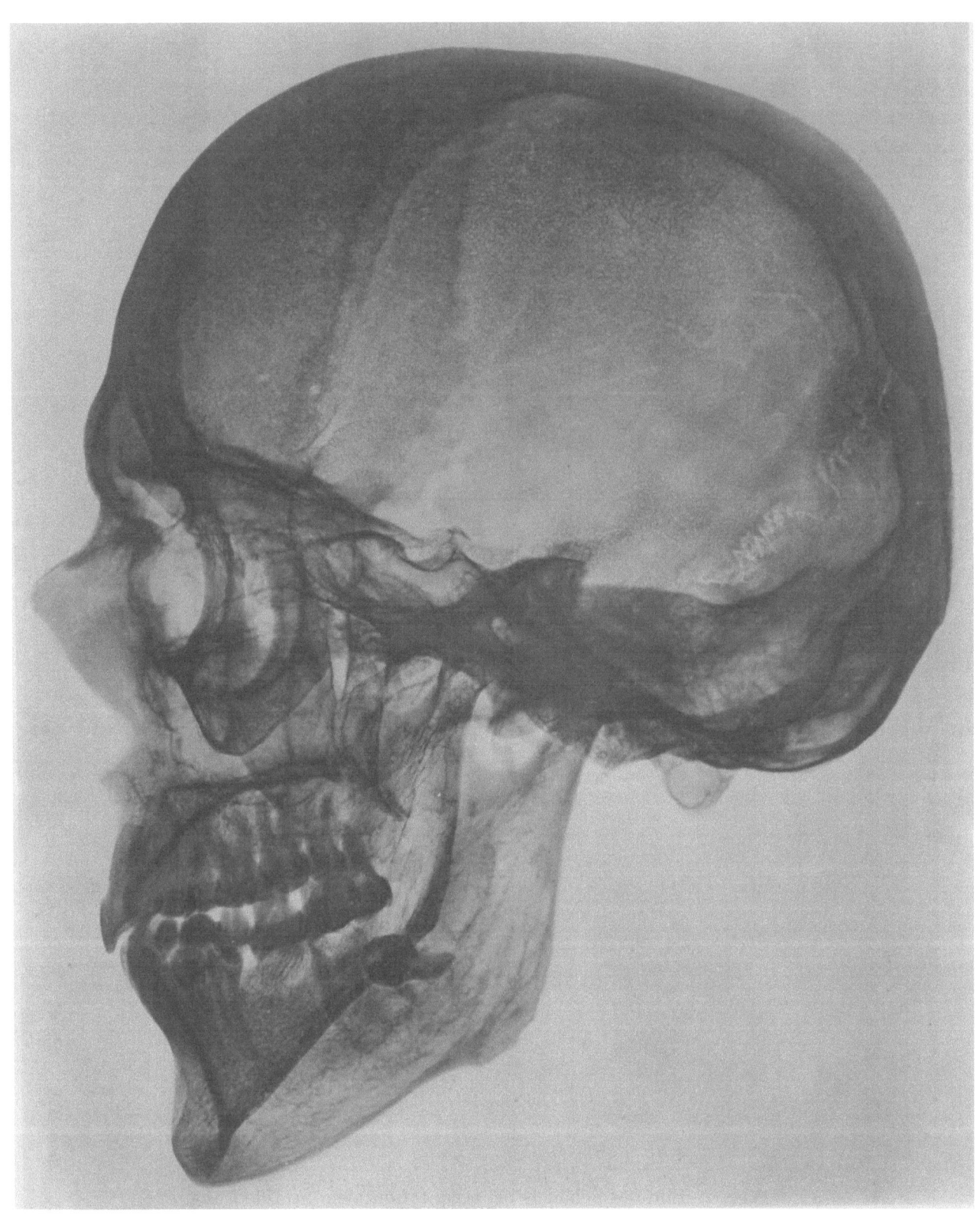

Abb. 3. Profilbild des Schädels, Teilbild der Stereoskopaufnahme 1.
Strahlengang von links nach rechts.
(Sinistro-dextrale Aufnahme.)

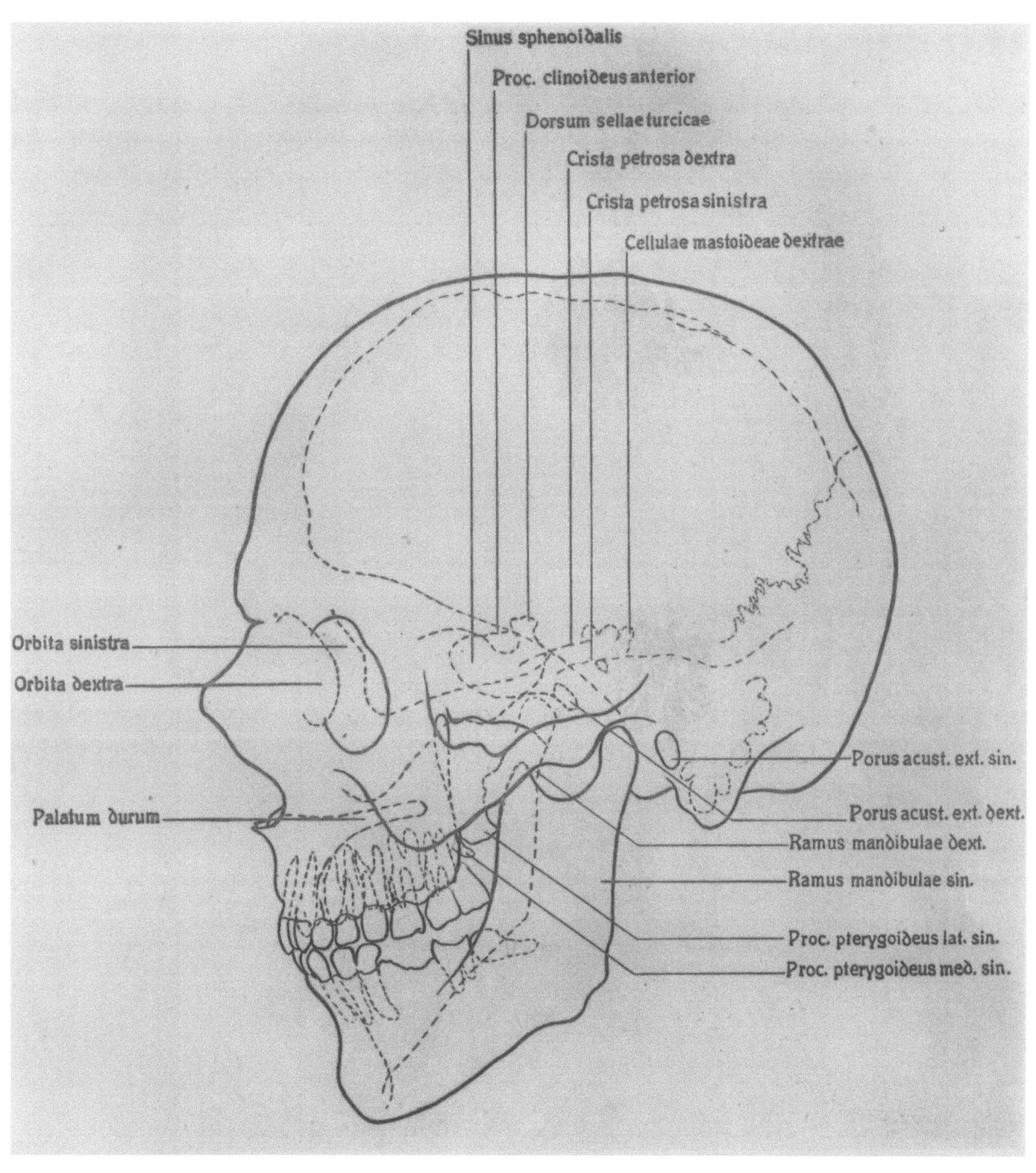

Abb. 4. Erklärung zu Abb. 1 und 3.

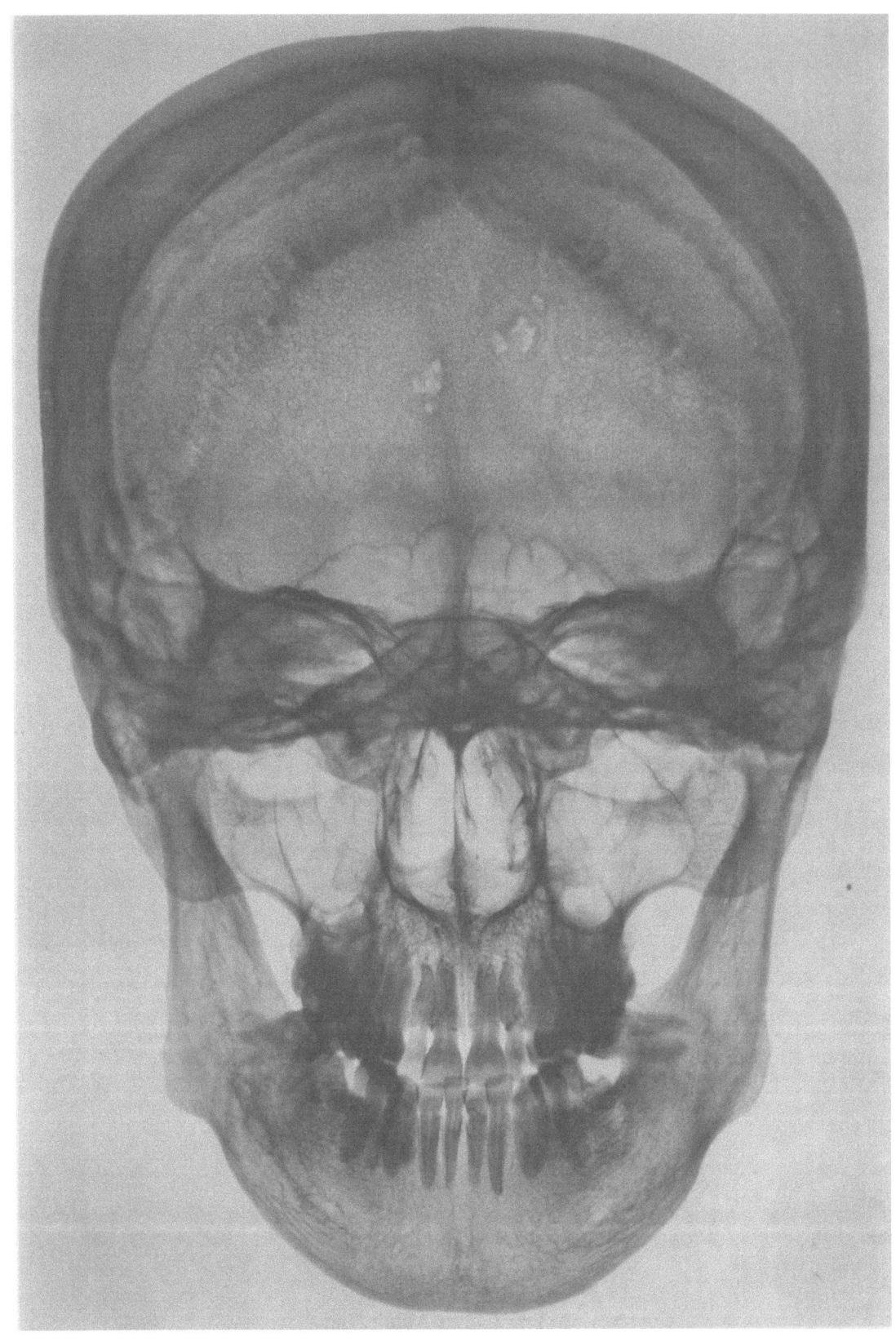

Abb. 5. Schädel bei occipitofrontalem Strahlengang.
Teilbild der Stereoskopaufnahme 2.

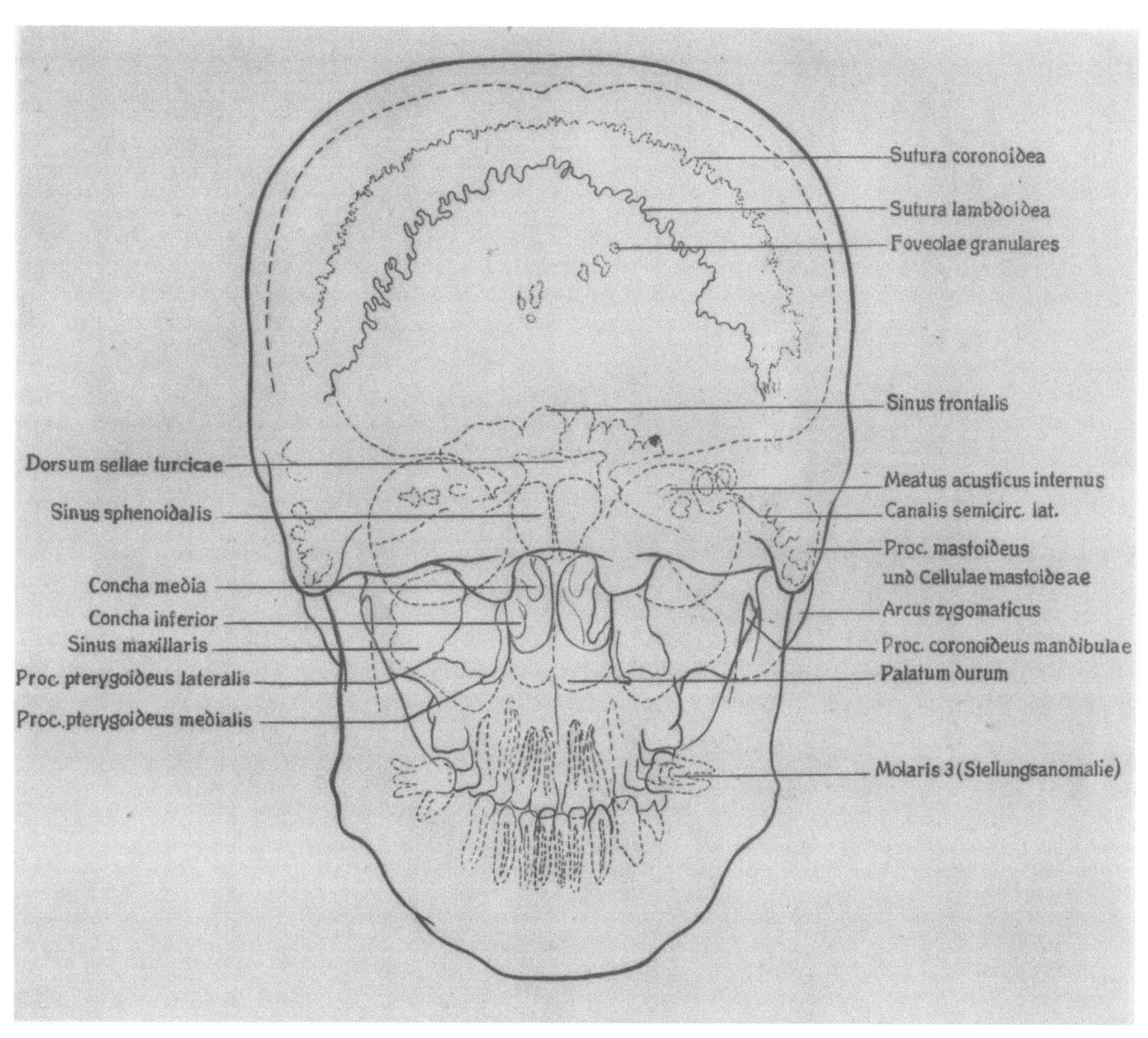

Abb. 6. Erklärung zu Abb. 2 und 5.

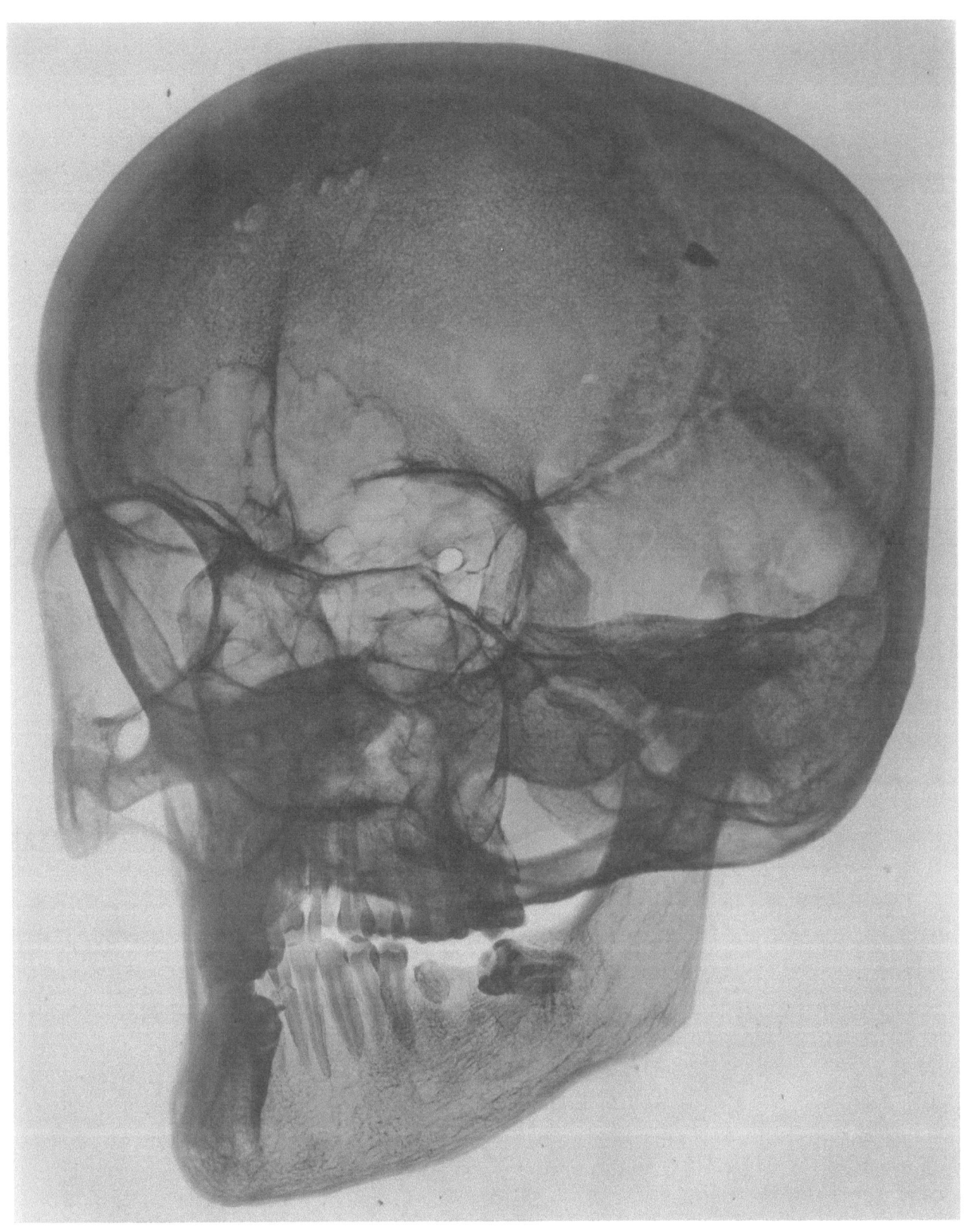

Abb. 7. Schädelaufnahme im schrägen Durchmesser, Teilbild der Stereoskopaufnahme 11.

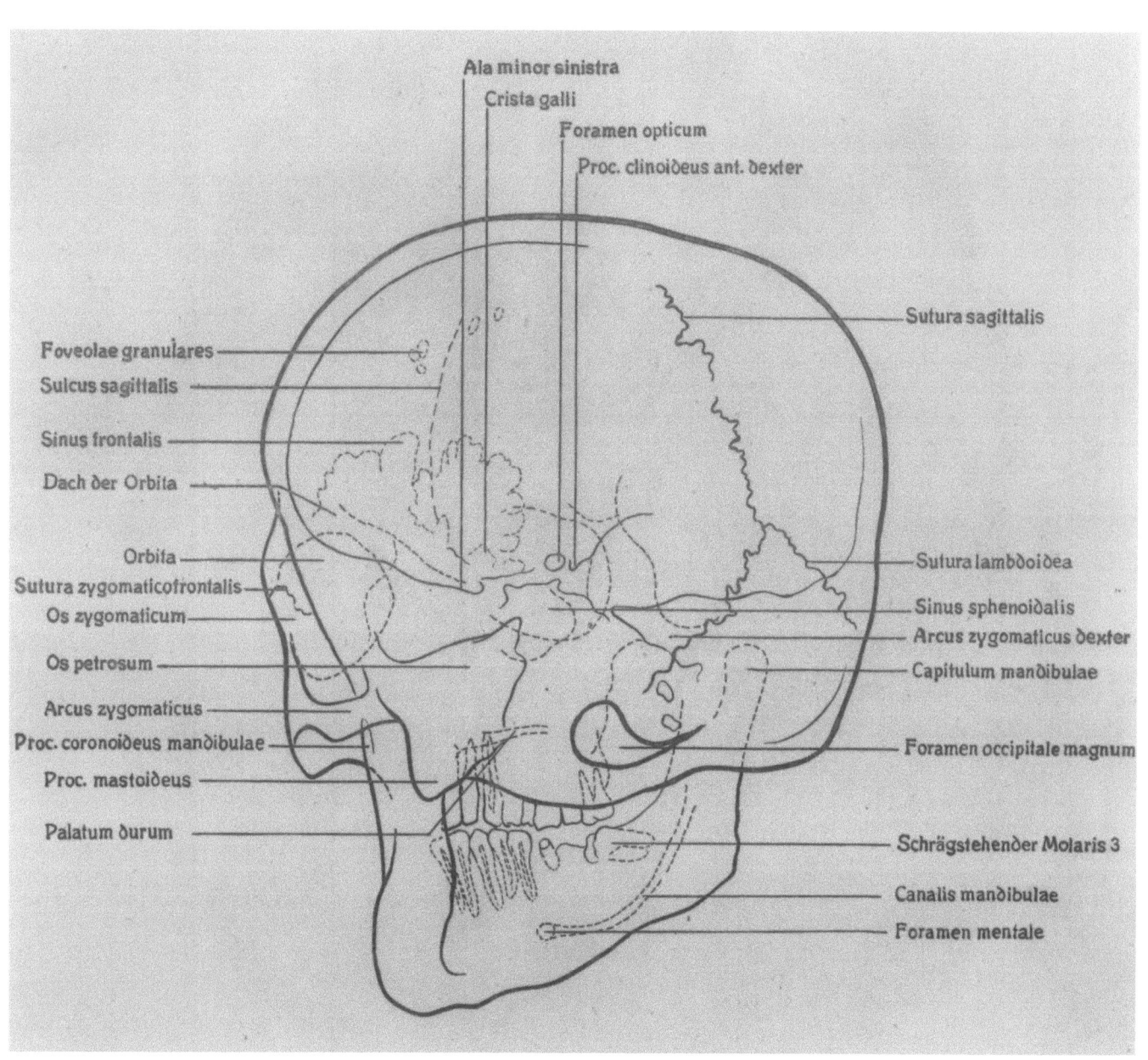

Abb. 8. Erklärung zu Abb. 7 und 11.

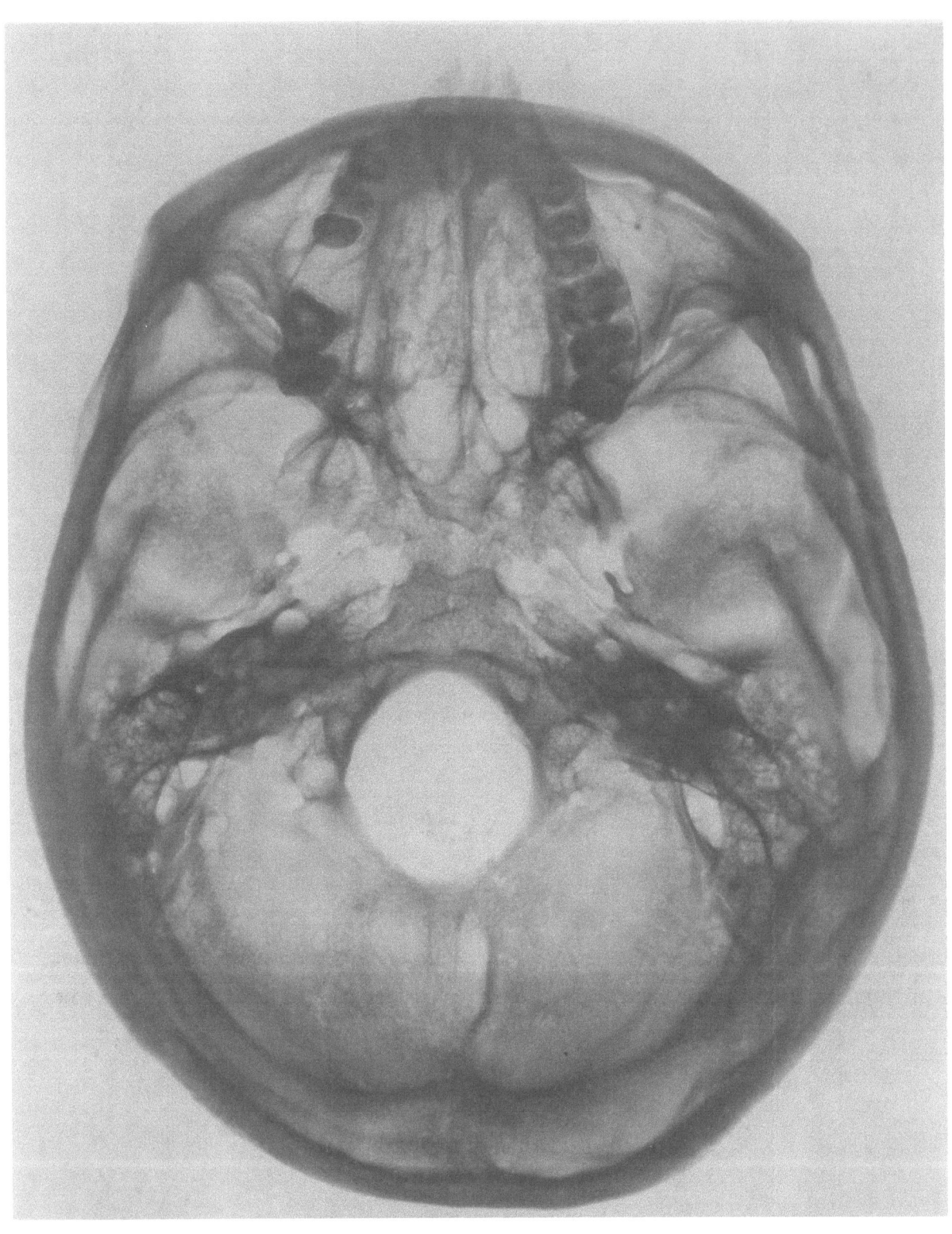

Abb. 9. Axiale Schädelaufnahme. Teilbild der Stereoskopaufnahme 12.

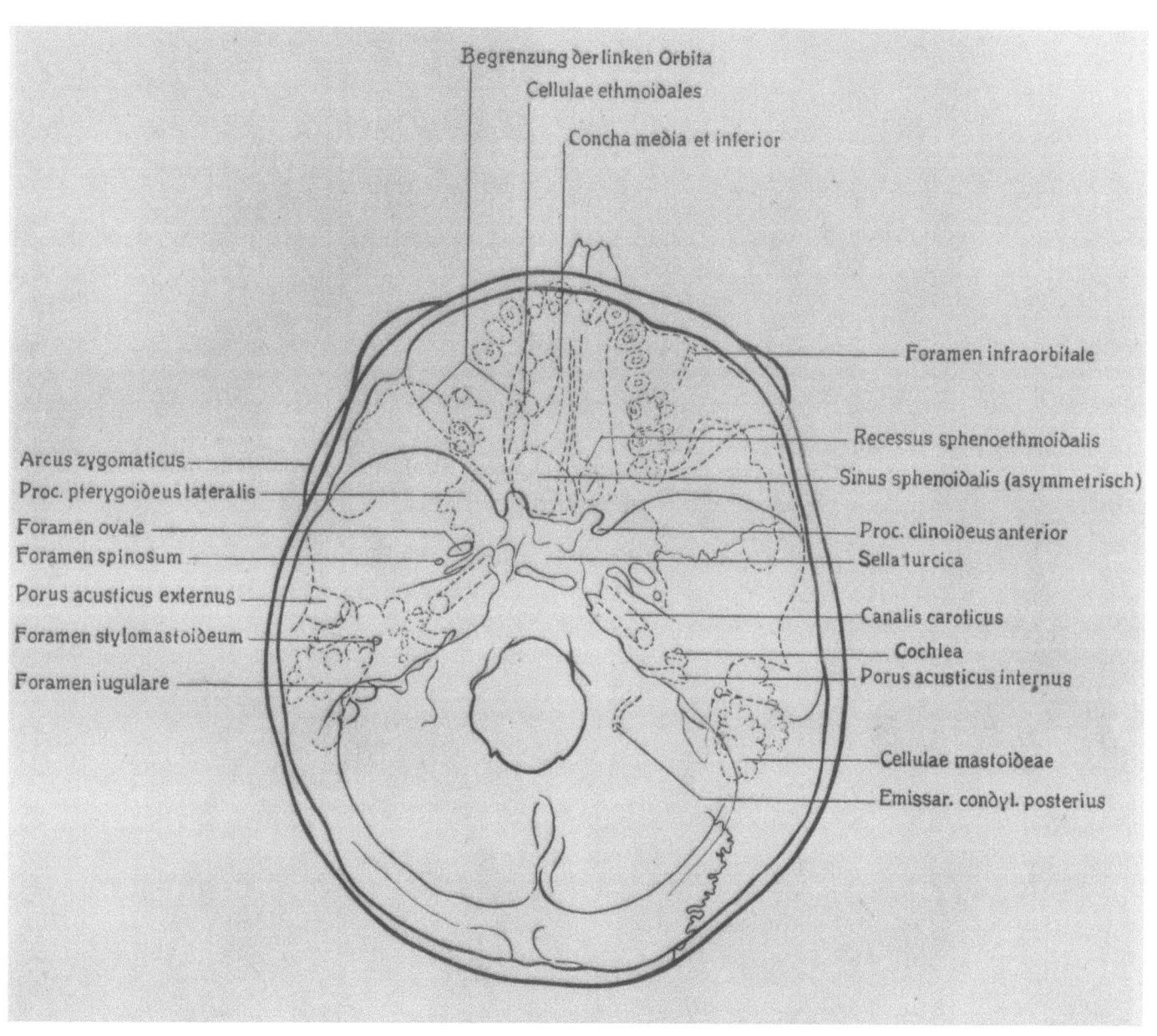

Abb. 10. Erklärung zu Abb. 9 und 12.

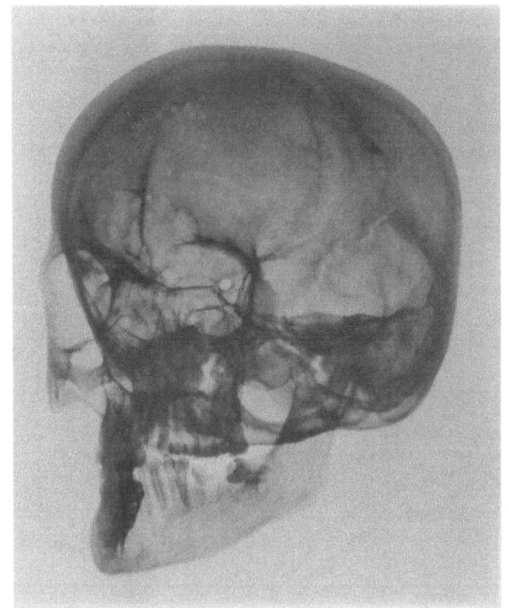 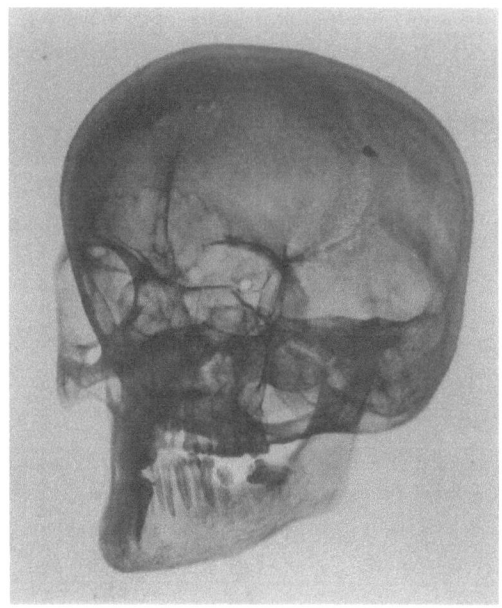

Abb. 11. Aufnahme des Schädels mit schrägem Strahlengang von links hinten nach rechts vorne.

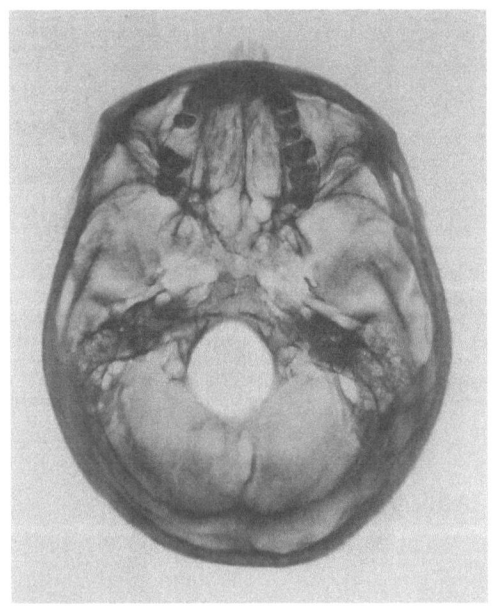 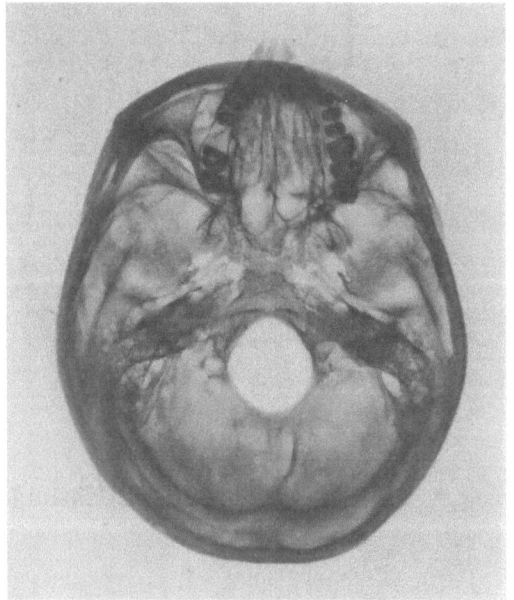

Abb. 12. Axiale Aufnahme des Schädels.

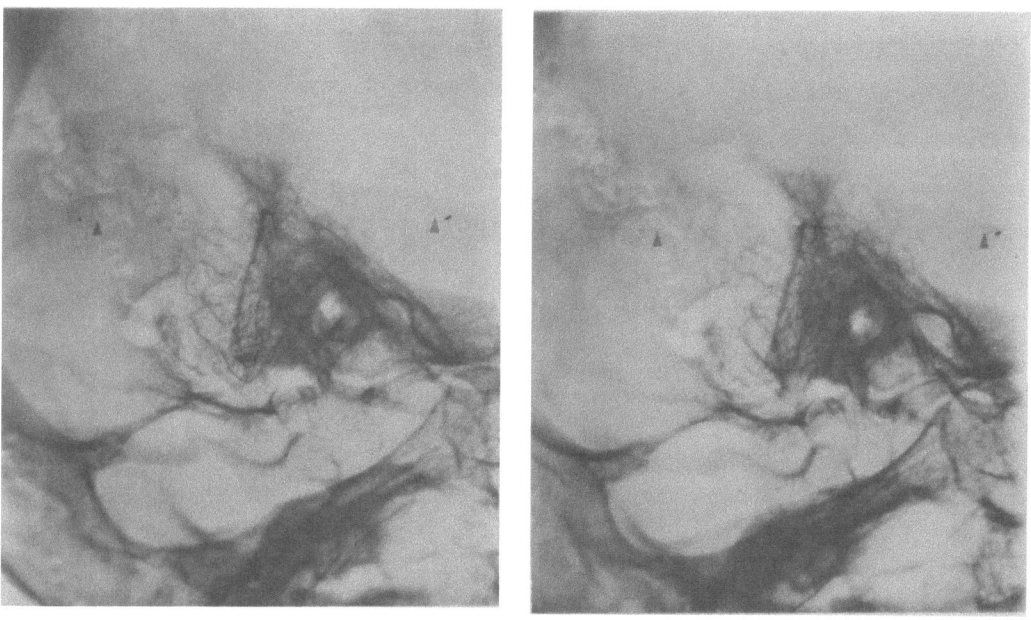

Abb. 13. Ohrregion, an einem mazerierten Schädel aufgenommen, Strahlenrichtung vom rechten Scheitelhöcker zum linken äußeren Gehörgang.

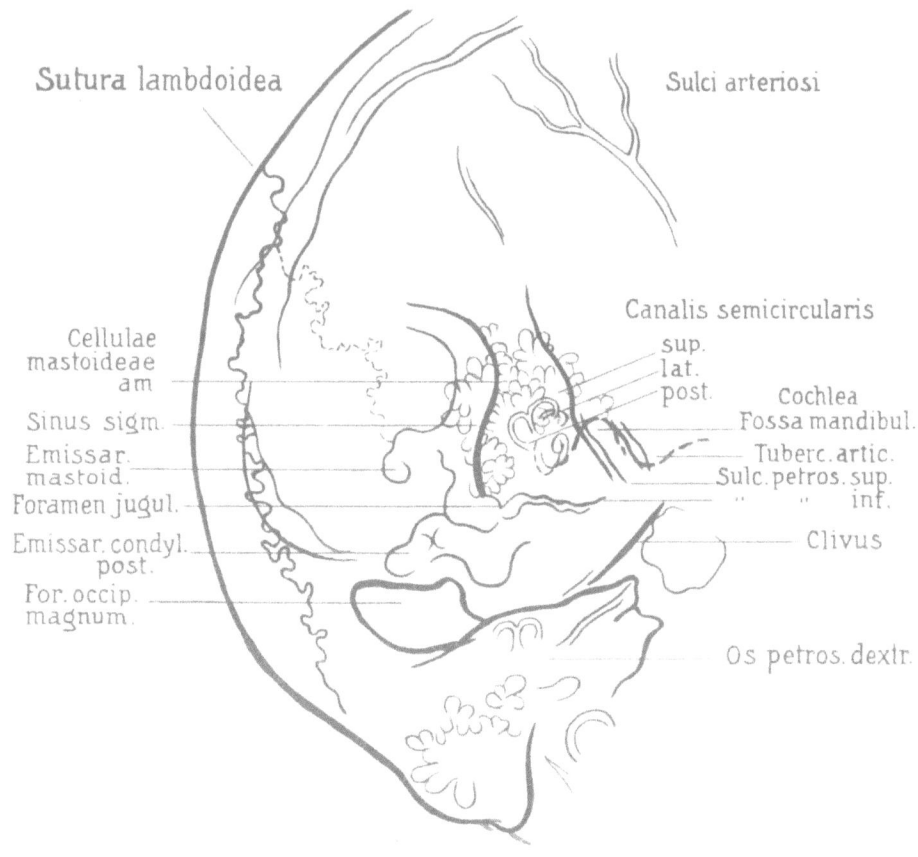

Abb. 14. Erklärung zu Abb. 13.

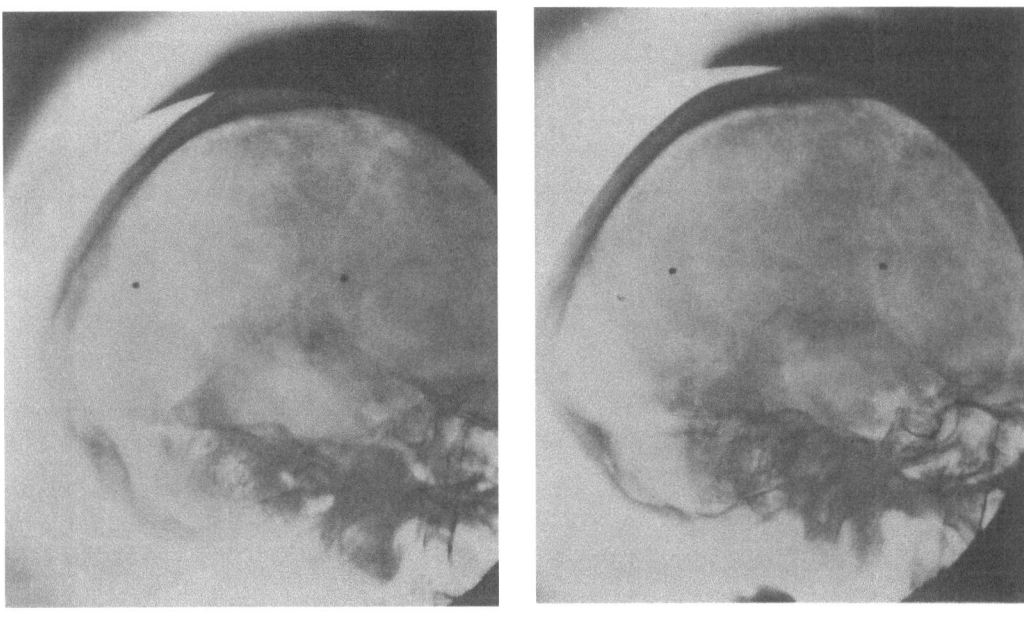

Abb. 15. Ohrregion, an einem Weichteil-Kopf aufgenommen, Strahlengang ähnlich wie bei Abb. 13.

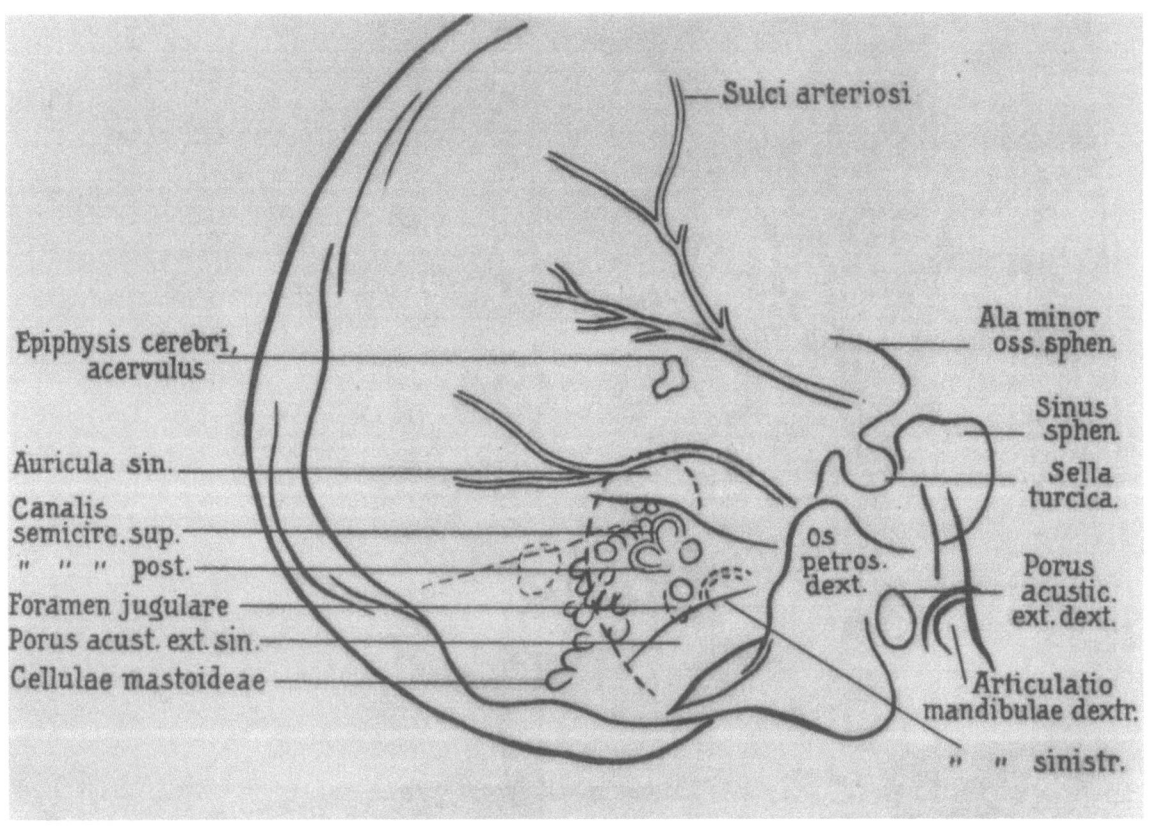

Abb. 16. Erklärung zu Abb. 15.

II. Stammskelet.

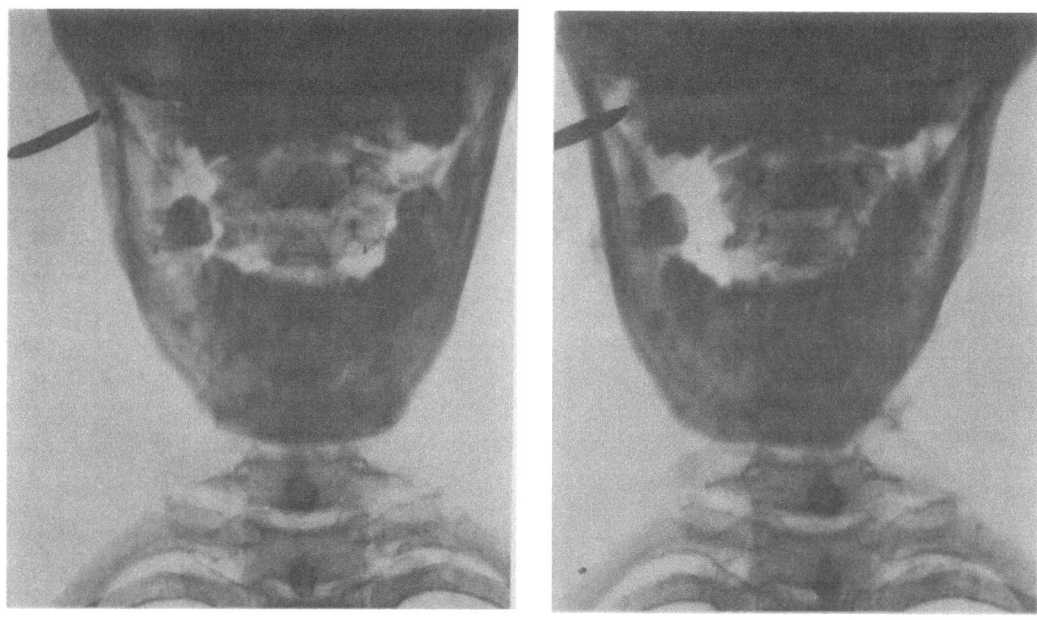

Abb. 17. Atlas und Epistropheus durch den geöffneten Mund aufgenommen (Präparat).

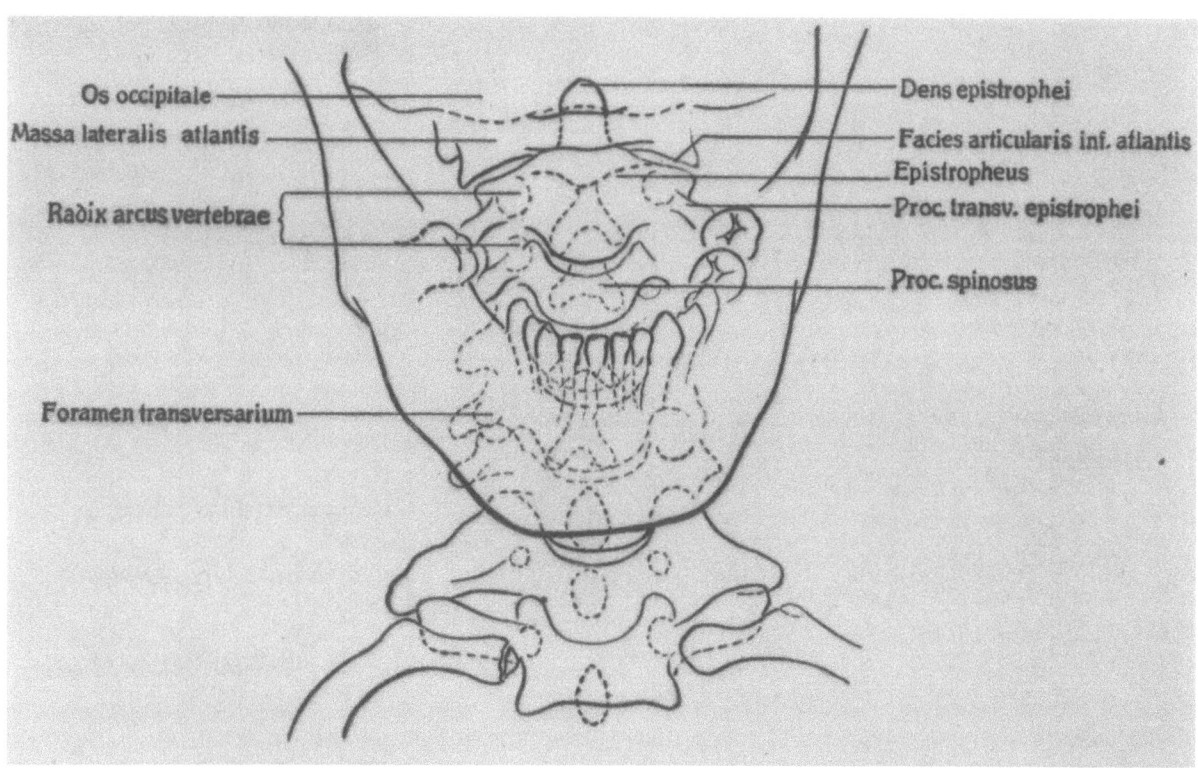

Abb. 18. Erklärung zu Abb. 17

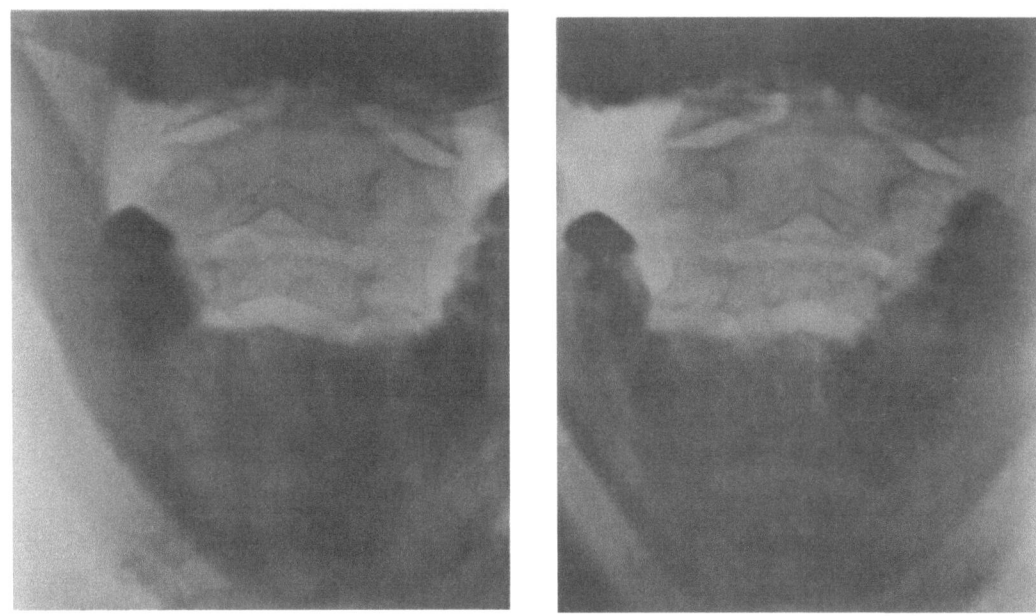

Abb. 19. Atlas und Epistropheus vom Lebenden, durch den geöffneten Mund aufgenommen.

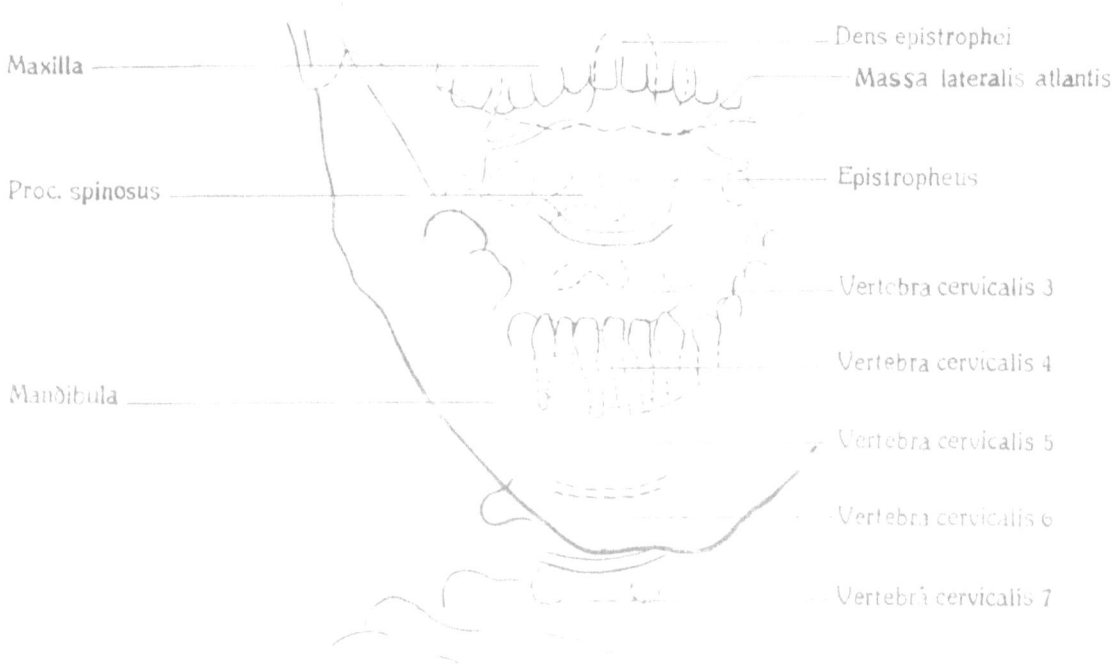

Abb. 20. Erklärung zu Abb. 19.

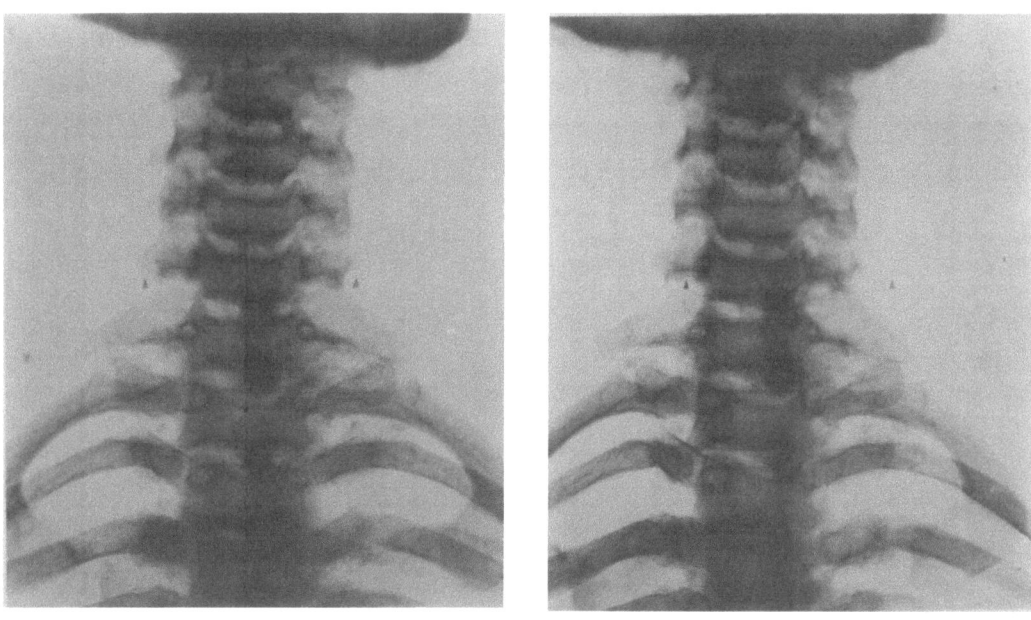

Abb. 21. Halswirbelsäule bei ventrodorsalem Strahlengang.

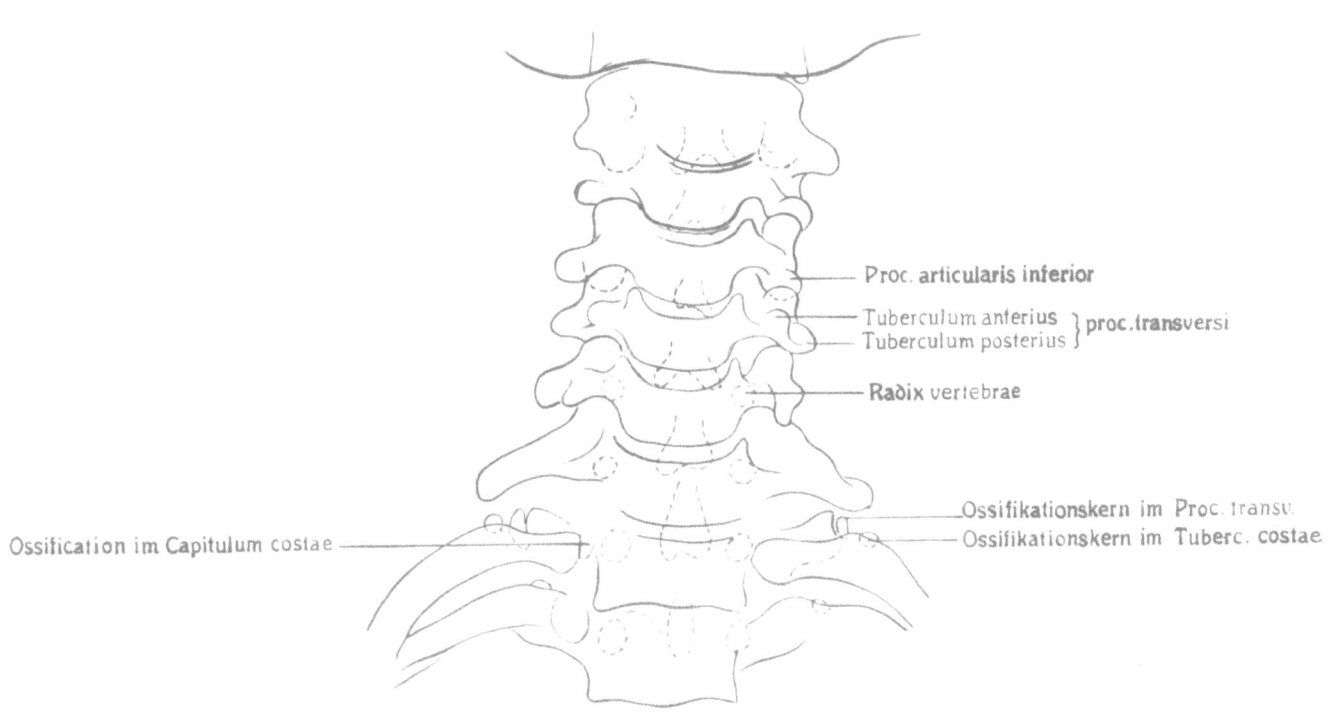

Abb. 22. Erklärung zu Abb. 21.

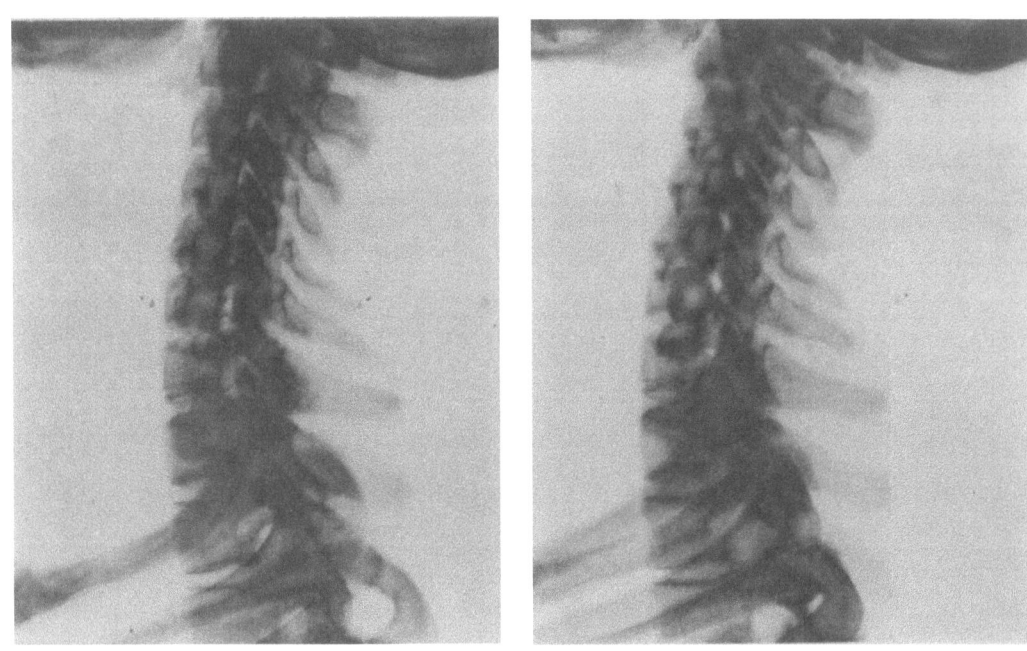

Abb. 23. Halswirbelsäule bei transversalem Strahlengang.

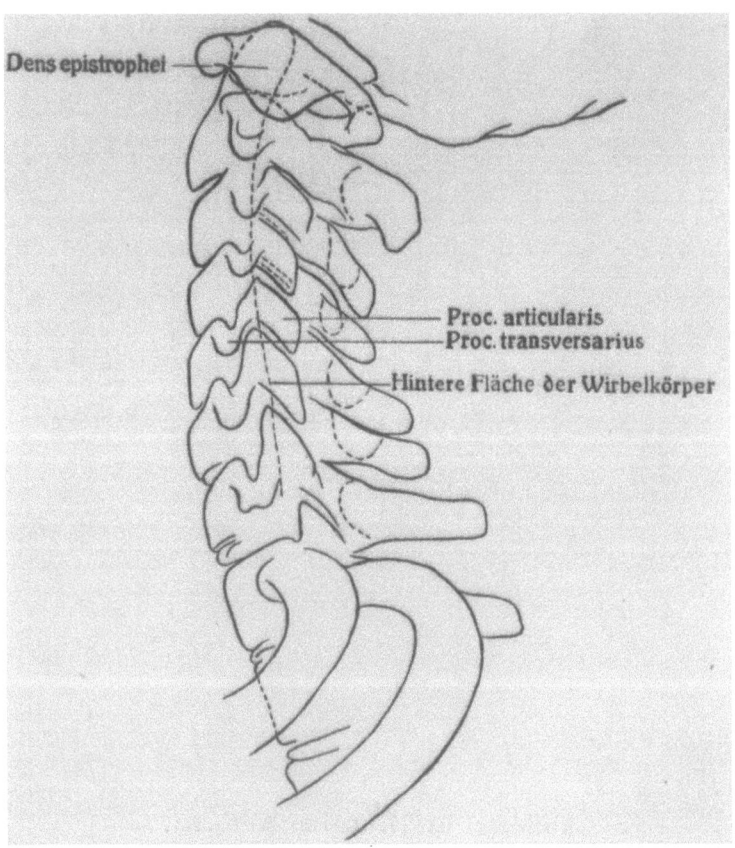

Abb. 24. Seitenansicht der Halswirbelsäule (Röntgenbild eines Bänderpräparates, 19jähriger Mann). Erklärung zu Abb. 23.

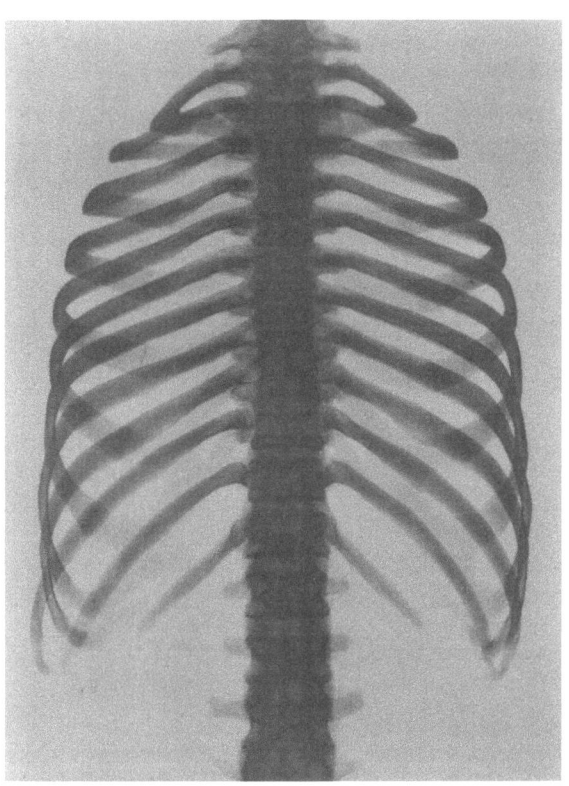

Abb. 25. Ventrodorsales Röntgenogramm des Thorax eines jungen, 19 Jahre 5 Monate alten Mannes.

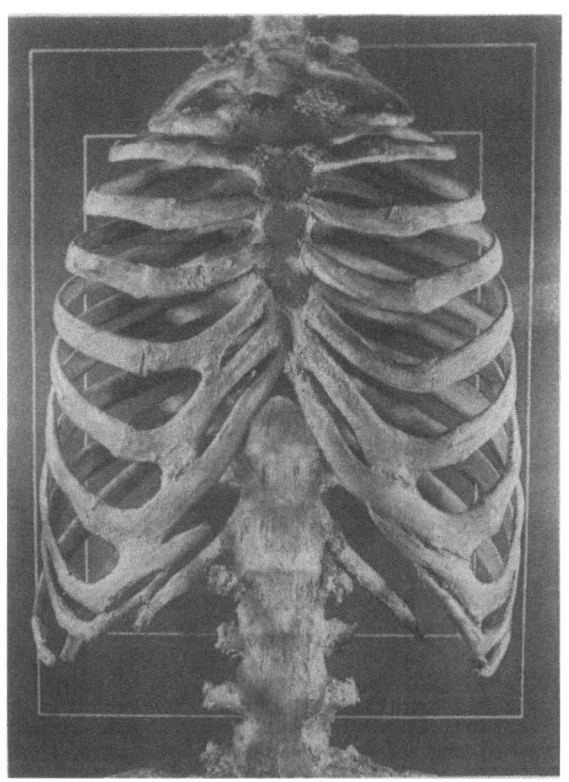

Abb. 26. Photogramm des Präparates der Abb. 25 in gleicher Perspektive.

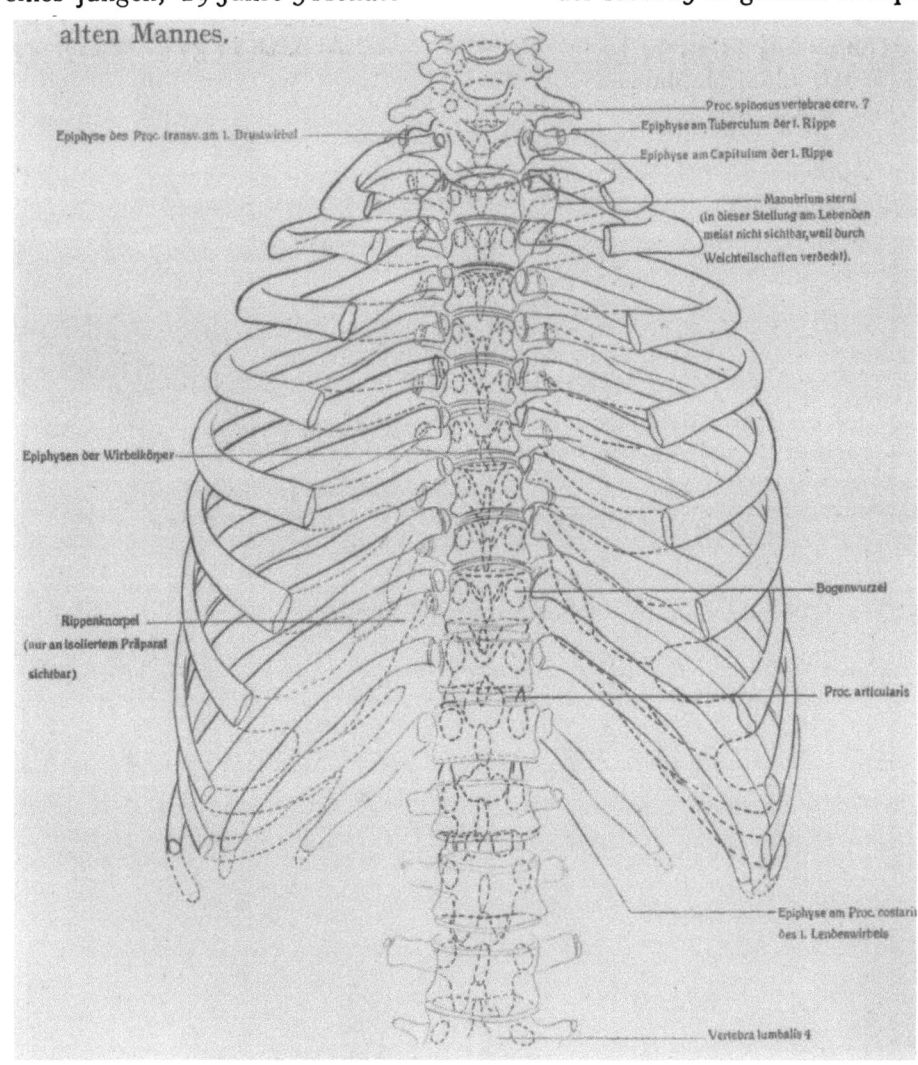

Abb. 27. Erklärung zu den Abb. 25 und 26.

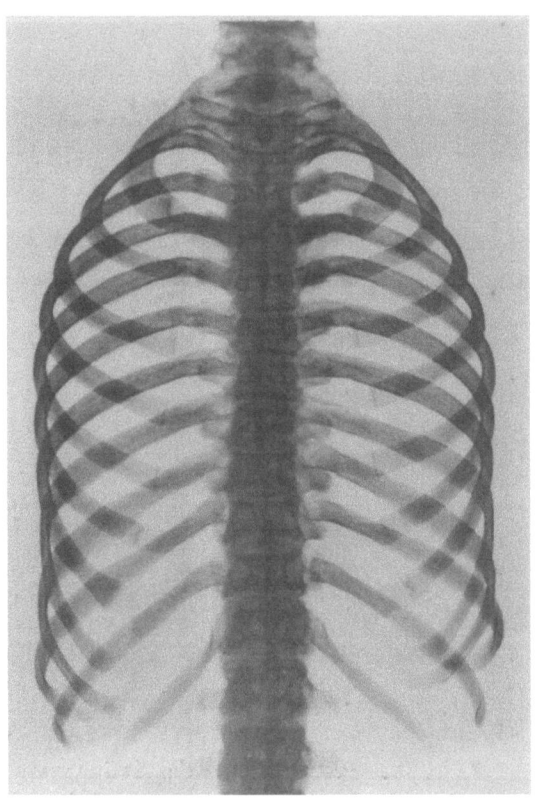
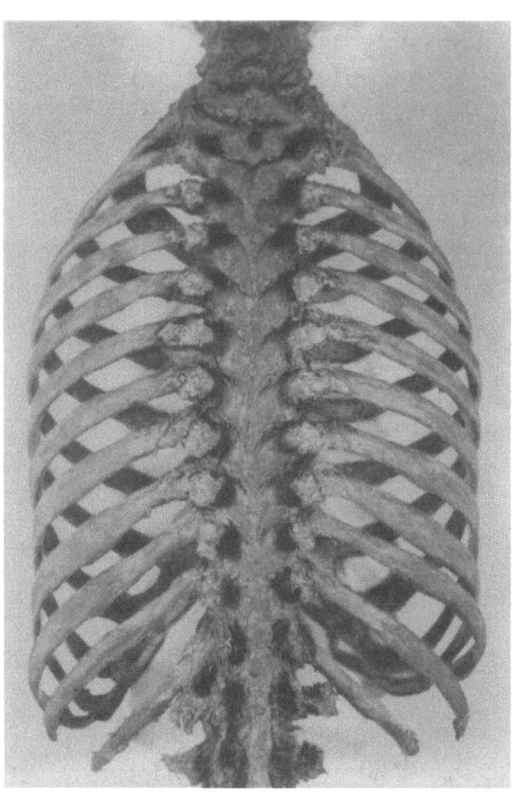

Abb. 28. Dorsoventrales Röntgenogramm des Thorax eines jungen, 19 Jahre 5 Monate alten Mannes.

Abb. 29. Photogramm des Präparates der Abb. 28 in gleicher Perspektive.

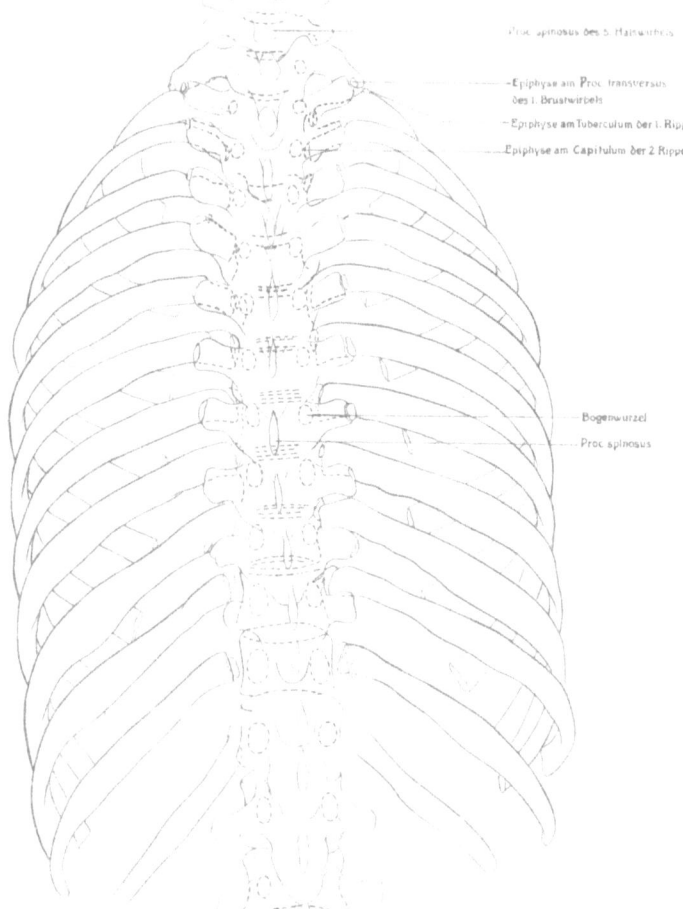

Abb. 30. Erklärung zu Abb. 28 und 29.

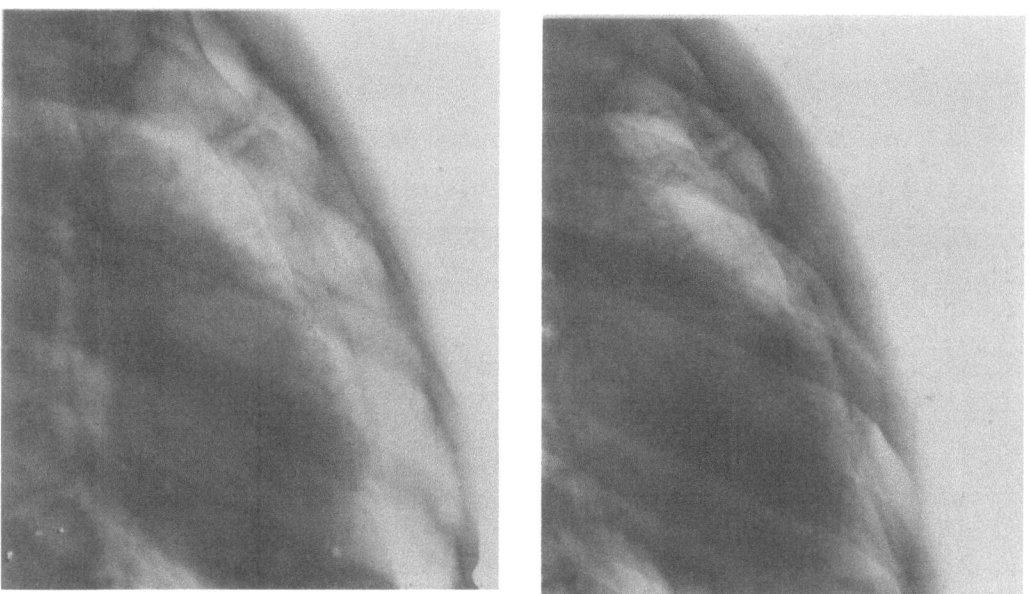

Abb. 31. Stereoskopisches Röntgenogramm des Brustbeins vom Lebenden, schräge, fast quere Strahlenrichtung von rechts hinten nach links vorne.

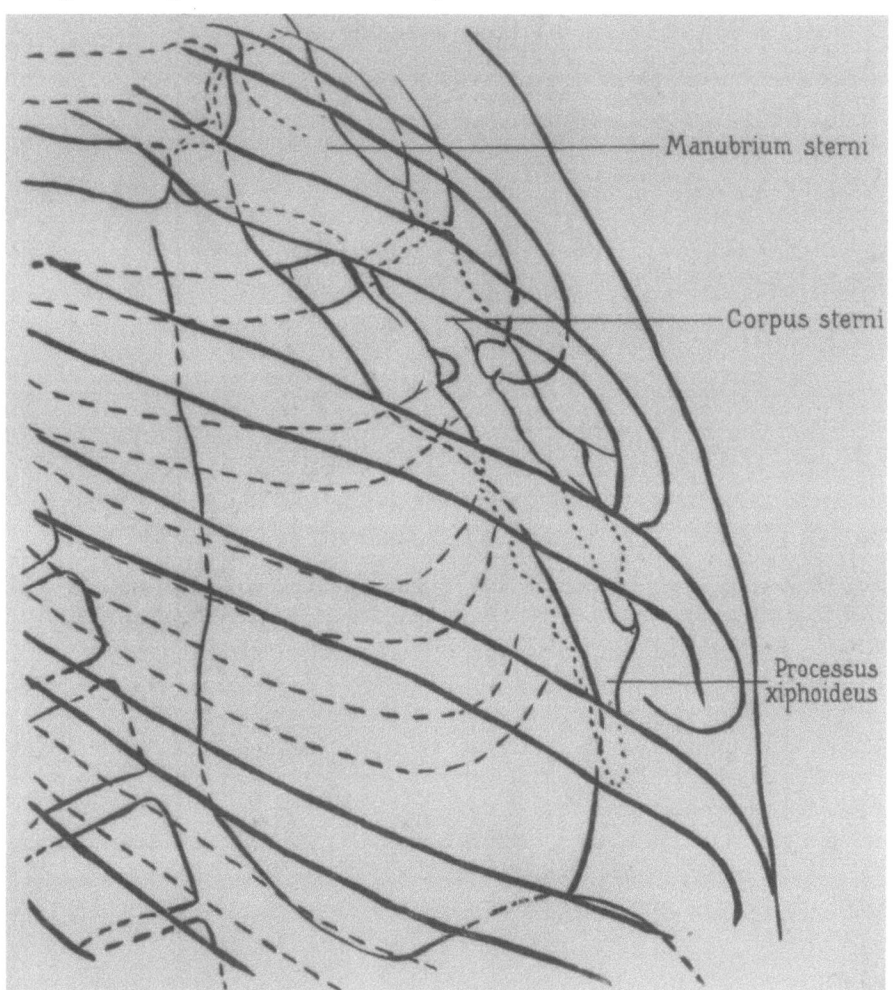

Abb. 32. Erklärung zu Abb. 31.

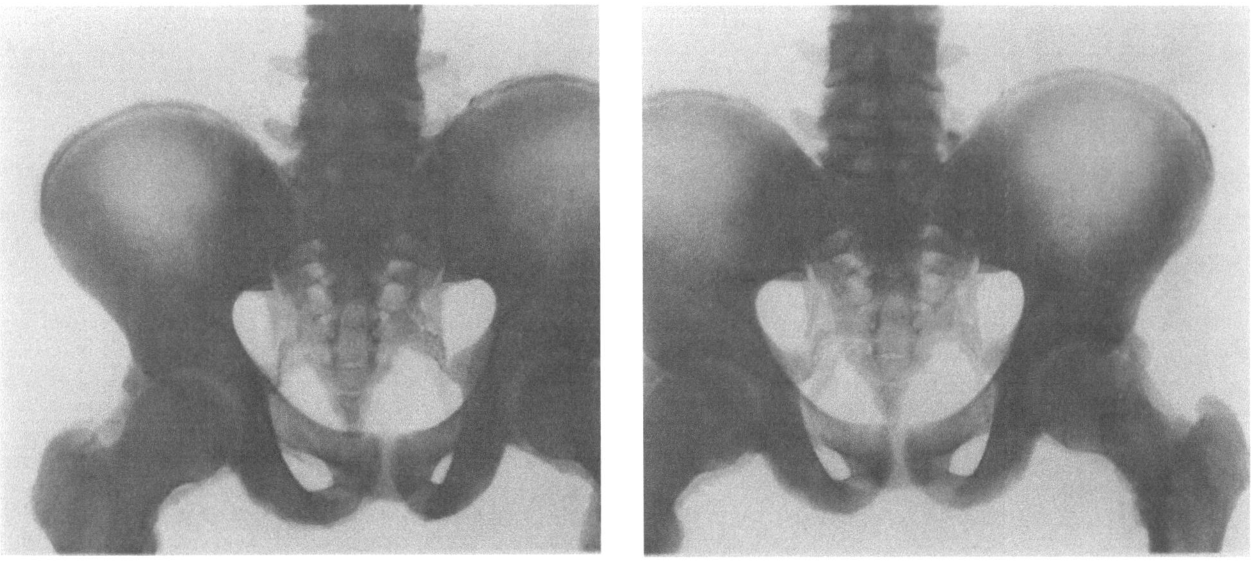

III. Becken.

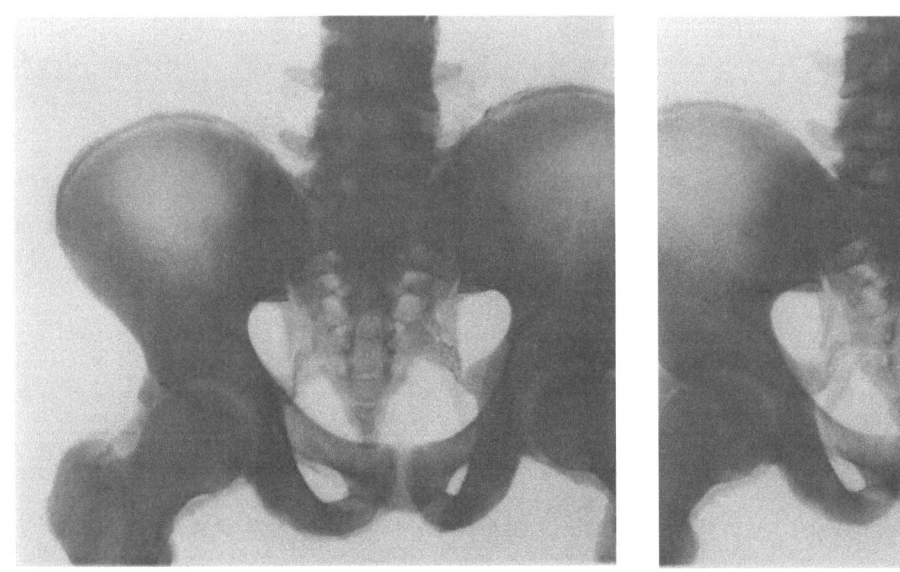

Abb. 33. Stereo-Röntgenogramm des Beckens von einem jungen, 19 Jahre 5 Monate alten Manne, bei ventrodorsalem Strahlengang.

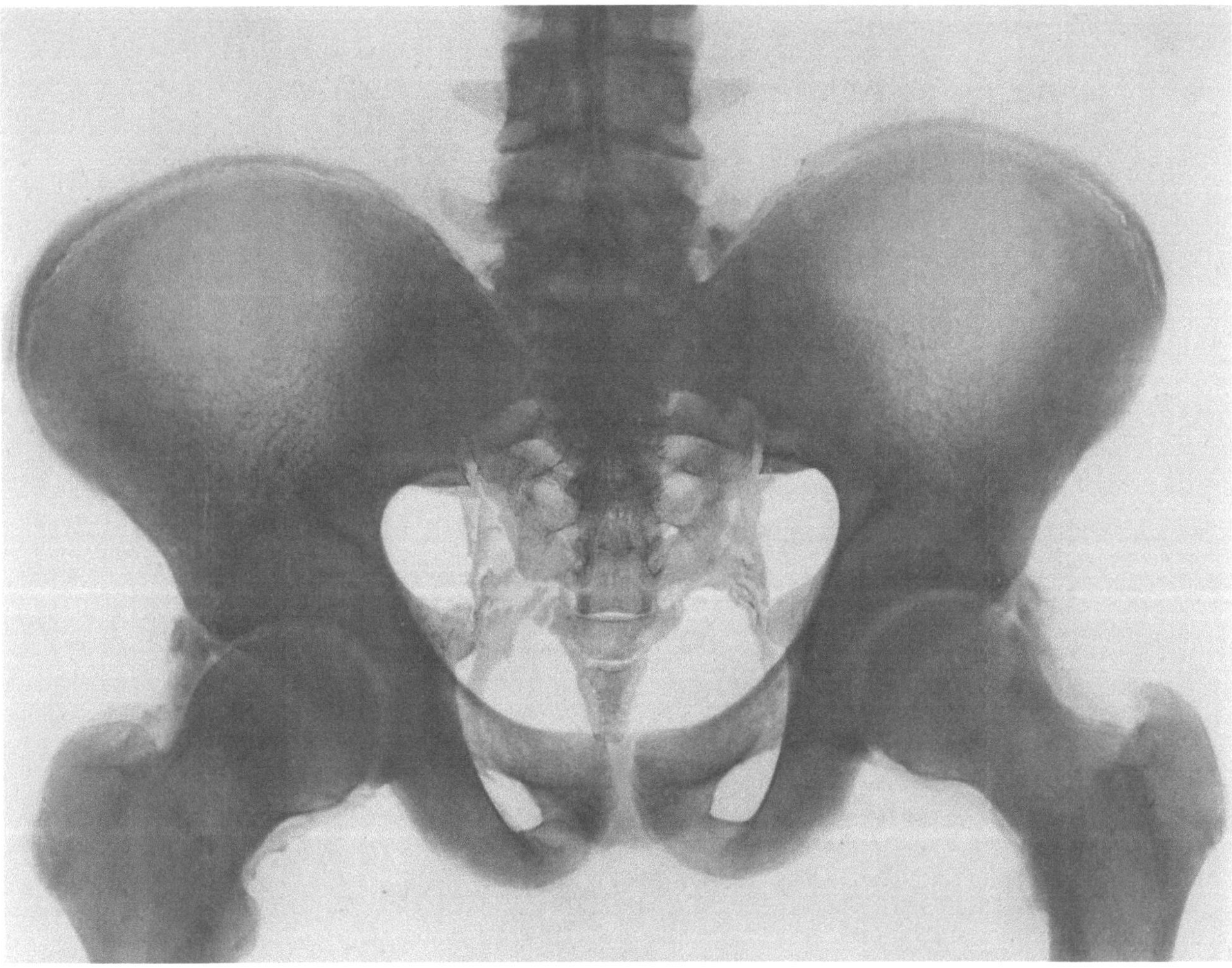

Abb. 34. Einzelbild der Abb. 33.

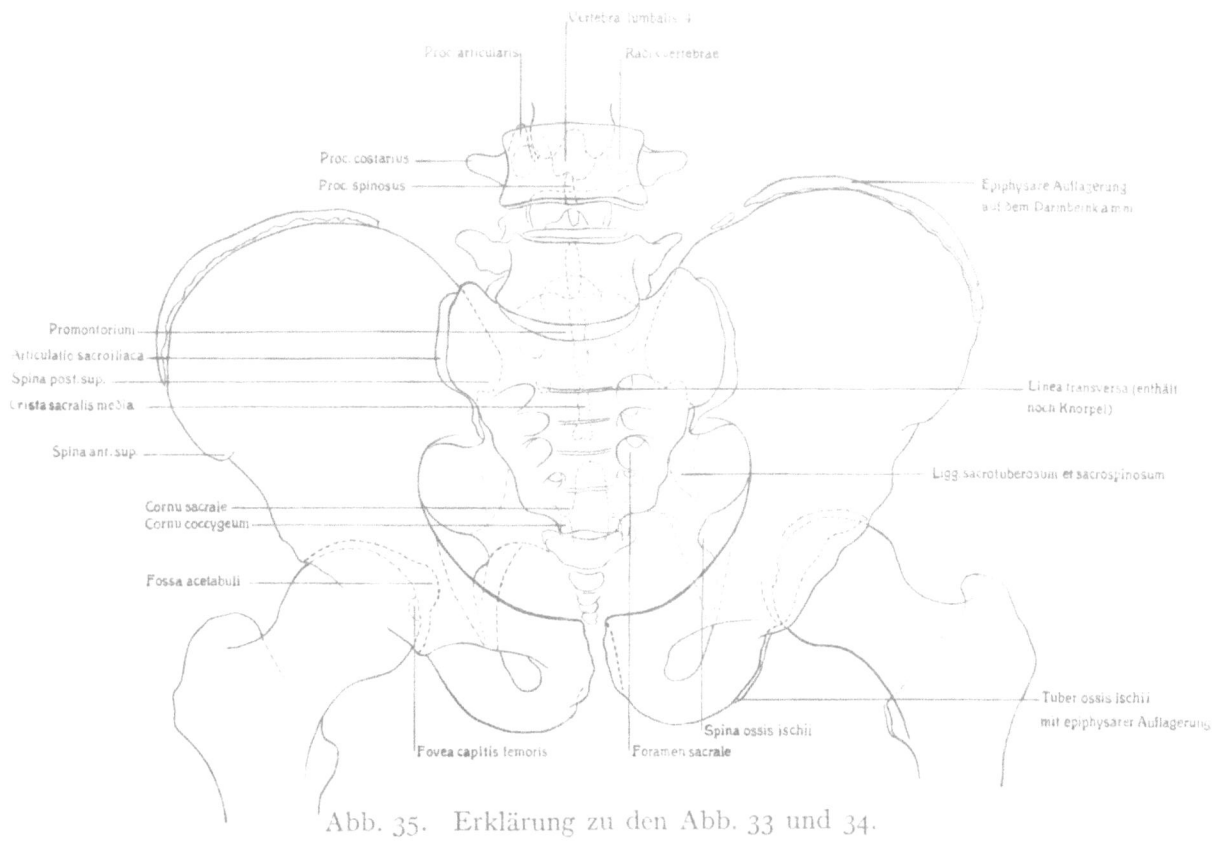

Abb. 35. Erklärung zu den Abb. 33 und 34.

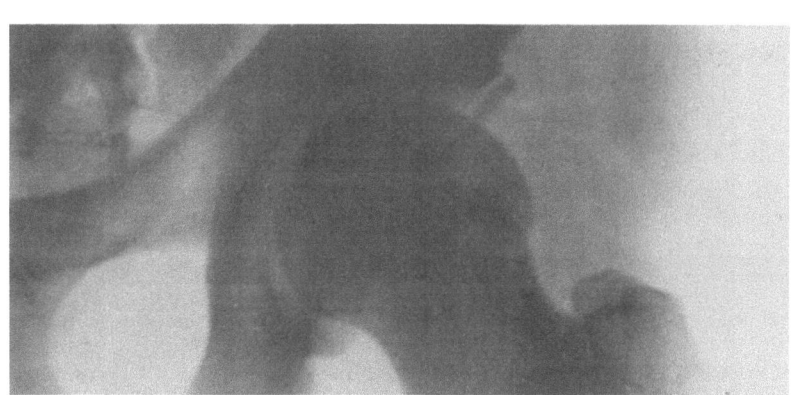

Abb. 36. Eine epiphysäre Auflagerung am Pfannenrande, Epiphysis acetabuli, nicht zu verwechseln mit dem am medialen Pfannenrande auftretenden Os acetabuli.

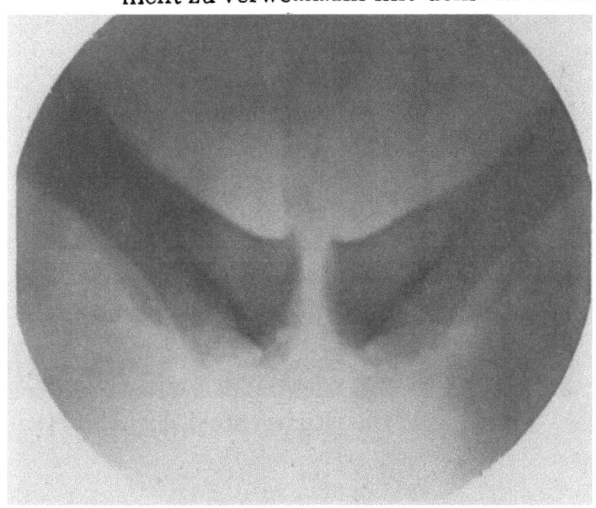

Abb. 37. Epiphysäre Auflagerung medial am Tuberculum pubicum.

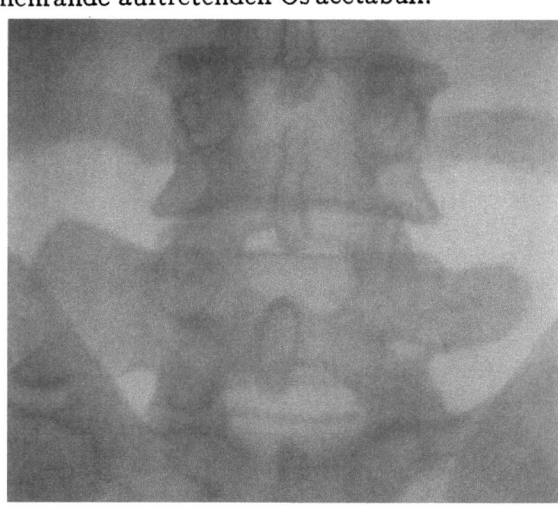

Abb. 38. Lumbosakraler Übergangswirbel.

IV. Obere Extremität.

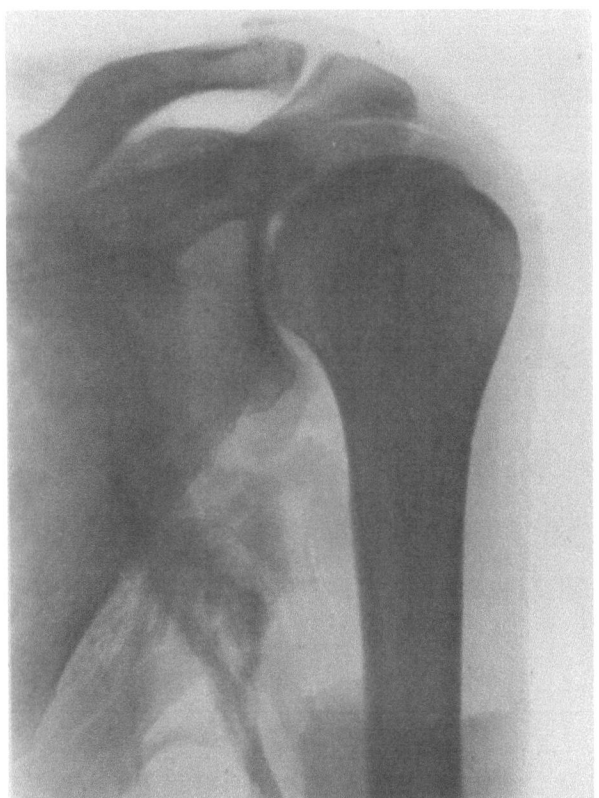

Abb. 39. Ventrodorsales Röntgenogramm eines Präparates der linken Schulter.

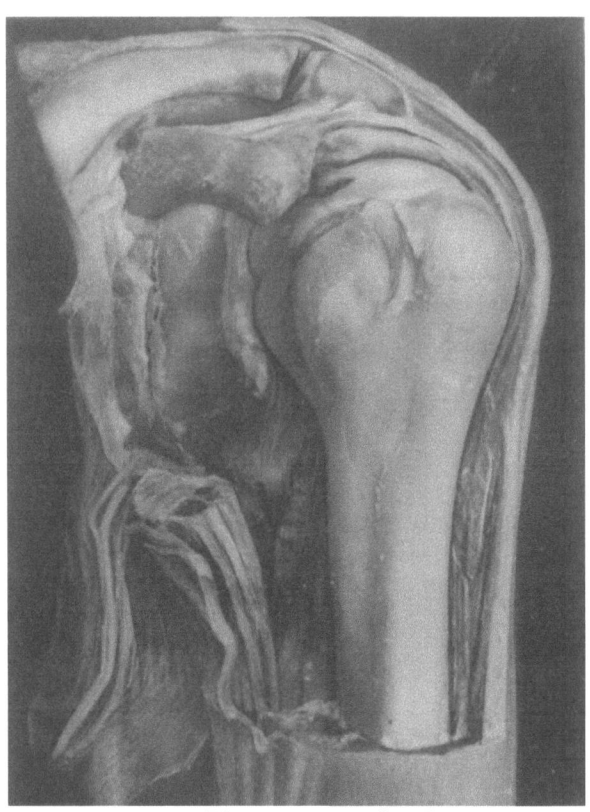

Abb. 40. Photogramm des Präparates der Abb. 39 in der gleichen Perspektive.

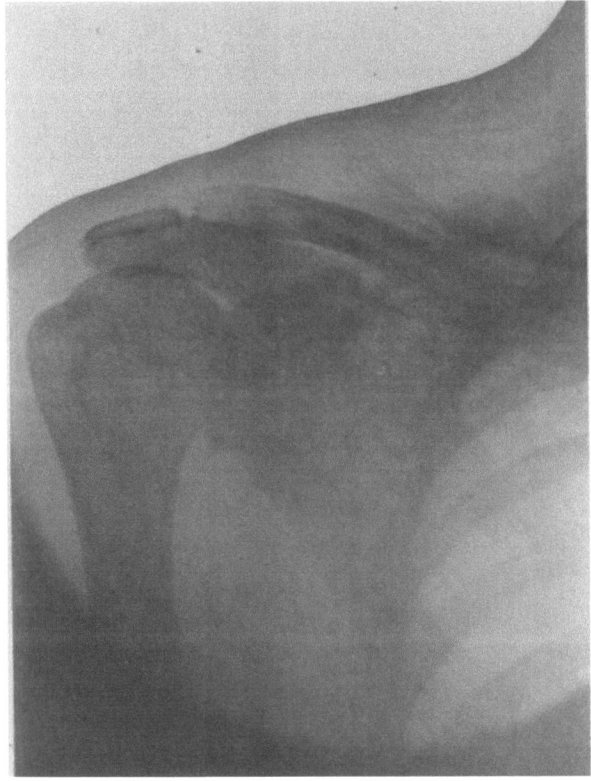

Abb. 41. Photogramm der rechten Schulter vom Lebenden, mit einprojiziertem Röntgenogramm.

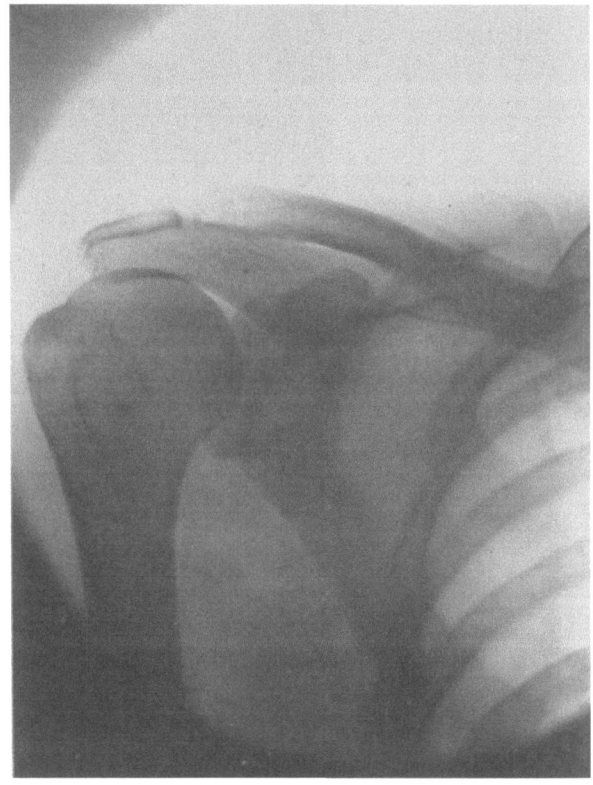

Abb. 42. Das Röntgenbild der Abb. 41.

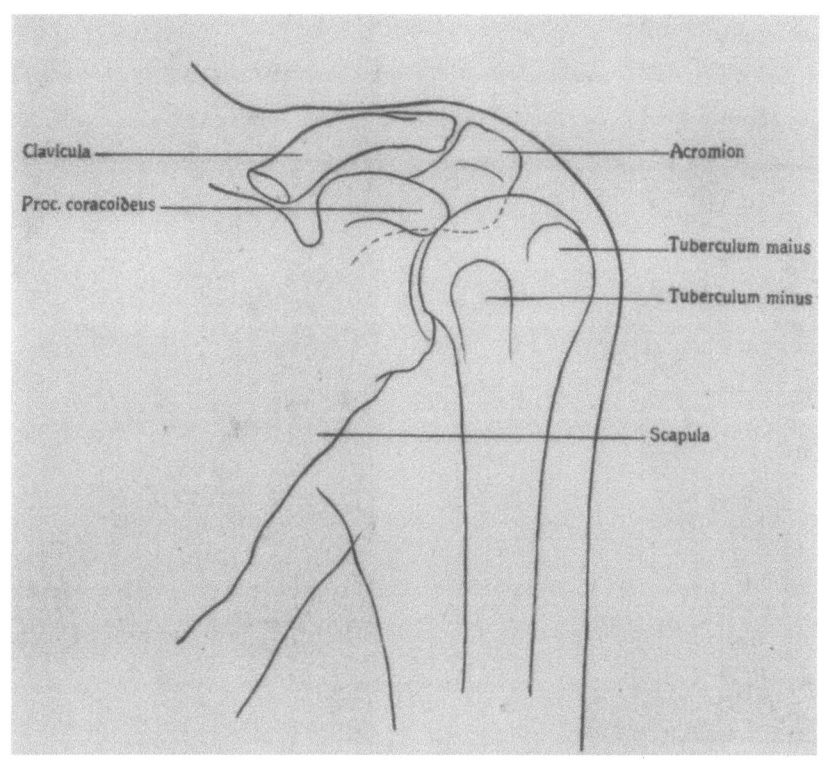

Abb. 43. Erklärung zu den Abb. 39 und 40.

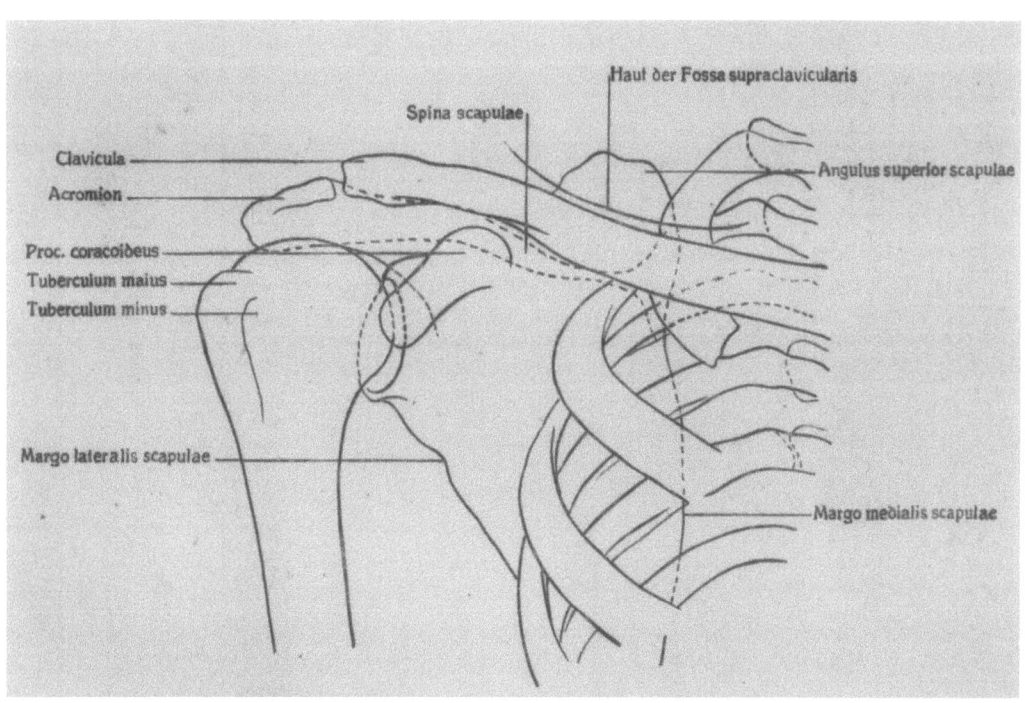

Abb. 44. Erklärung zu den Abb. 41 und 42.

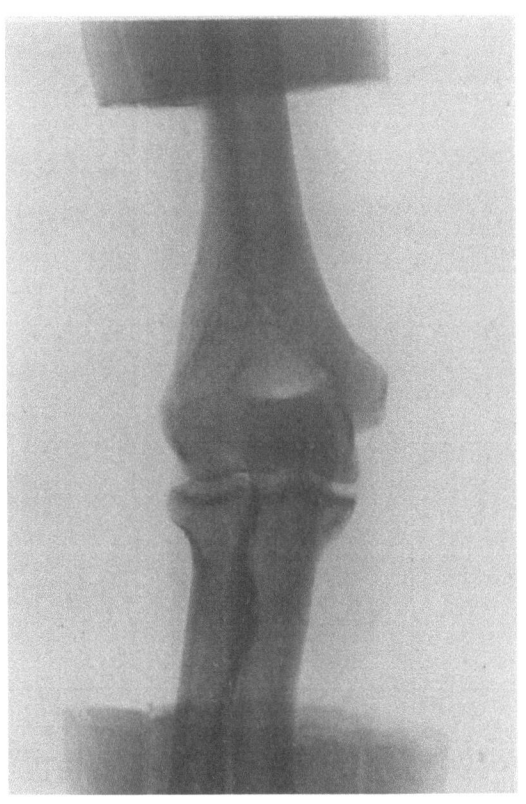

Abb. 45. Ventrodorsales Röntgenogramm eines Präparates vom Ellbogengelenk.

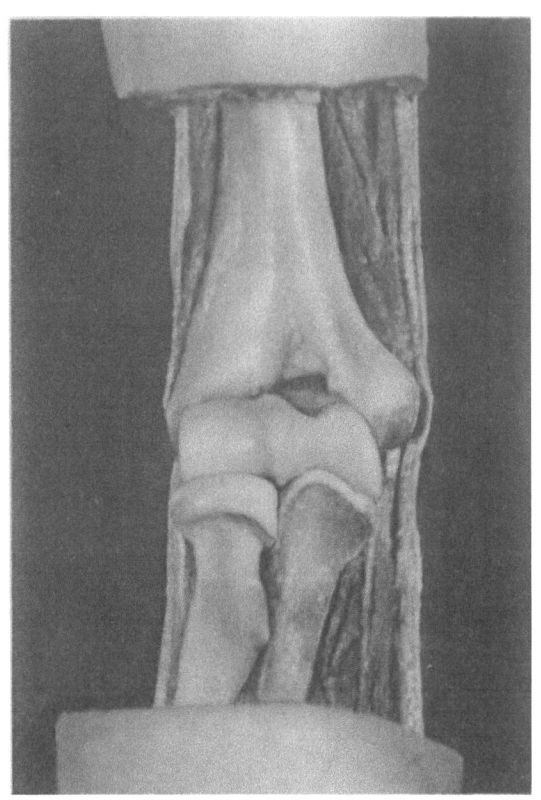

Abb. 46. Photogramm des Präparates der Abb. 45, in der gleichen Perspektive.

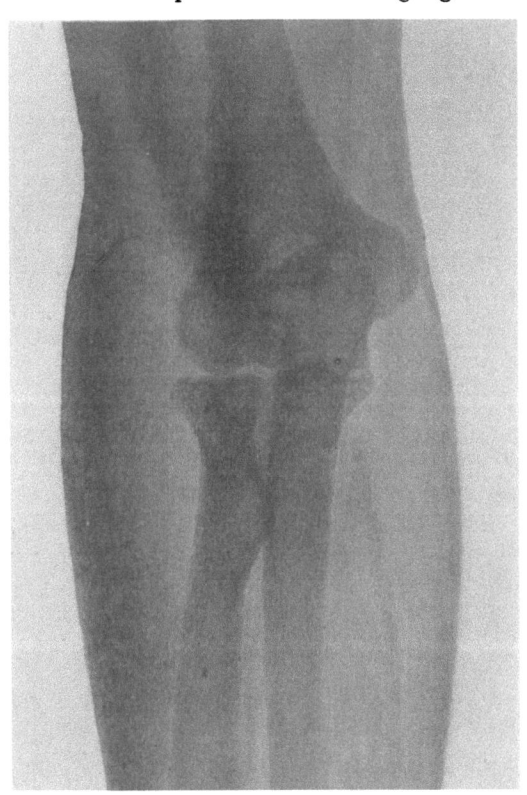

Abb. 47. Photogramm der Ellenbeugegegend vom Lebenden, mit einprojiziertem Röntgenogramm.

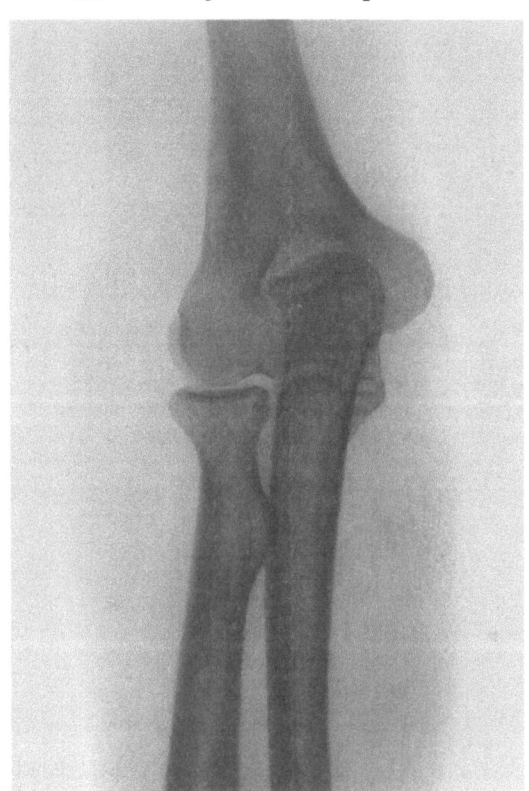

Abb. 48. Das Röntgenbild der Abb. 47.

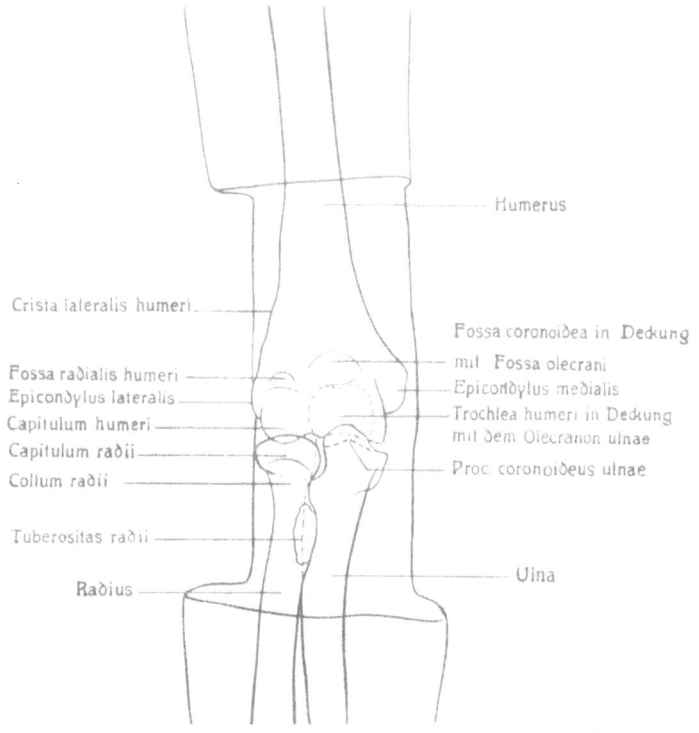

Abb. 49. Erklärung zu den Abb. 45 und 46.

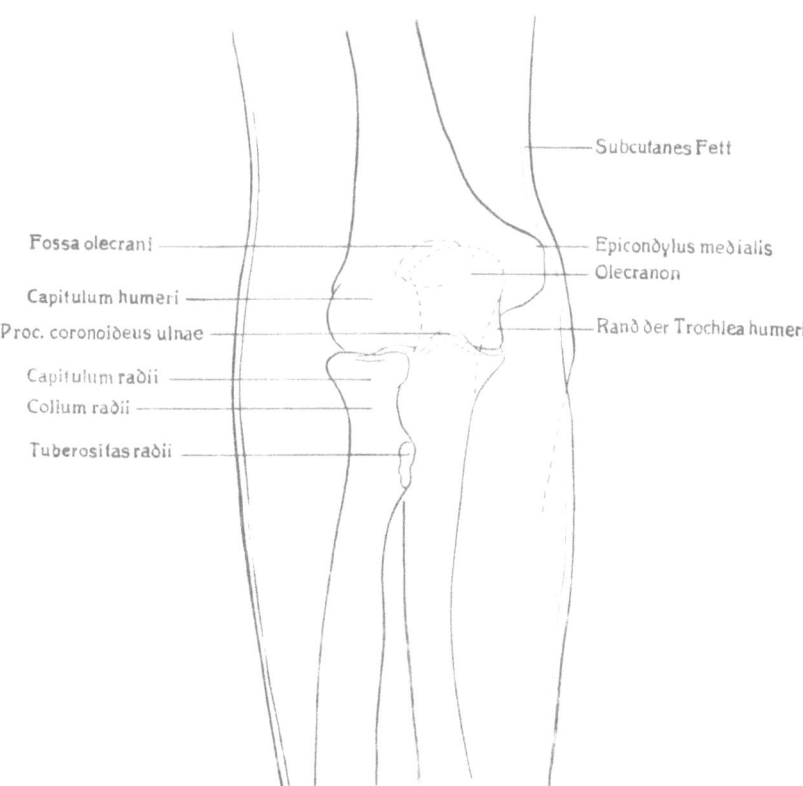

Abb. 50. Erklärung zu den Abb. 47 und 48.

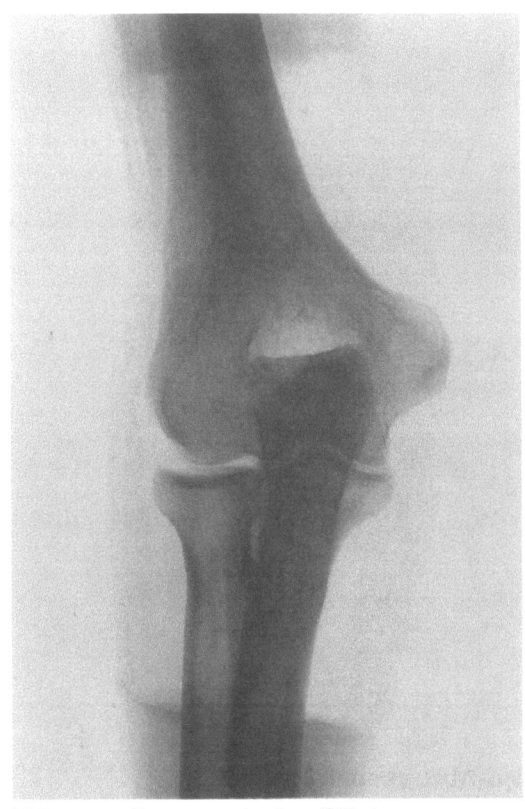

Abb. 51. Dorsoventrales Röntgenogramm eines Präparates vom Ellbogengelenk.

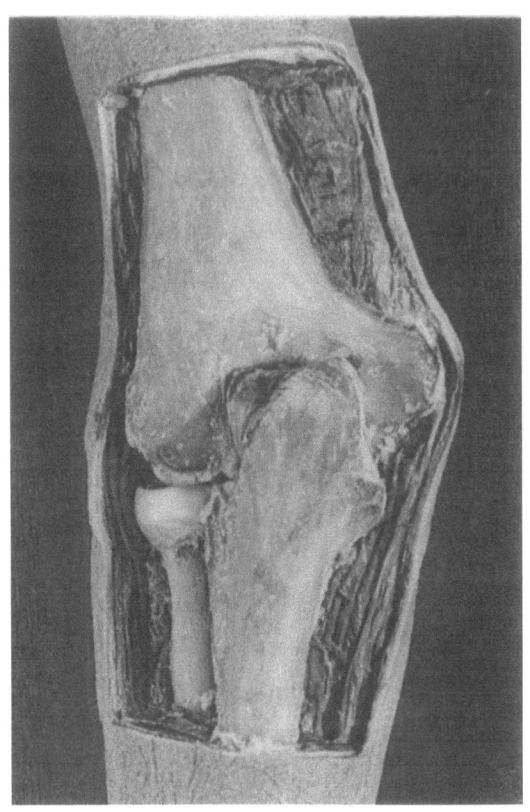

Abb. 52. Photogramm des Präparates der Abb. 51 in der gleichen Perspektive.

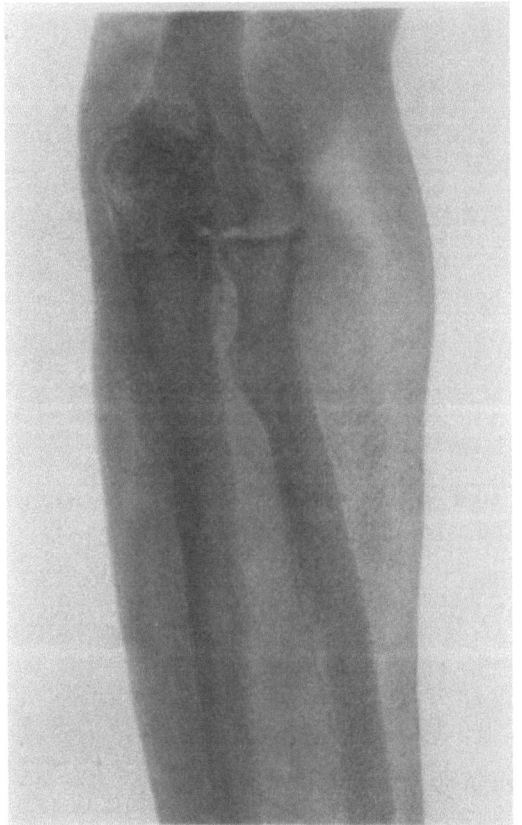

Abb. 53. Photogramm der Ellbogengegend des Lebenden, von lateral-hinten, mit einprojiziertem Röntgenogramm.

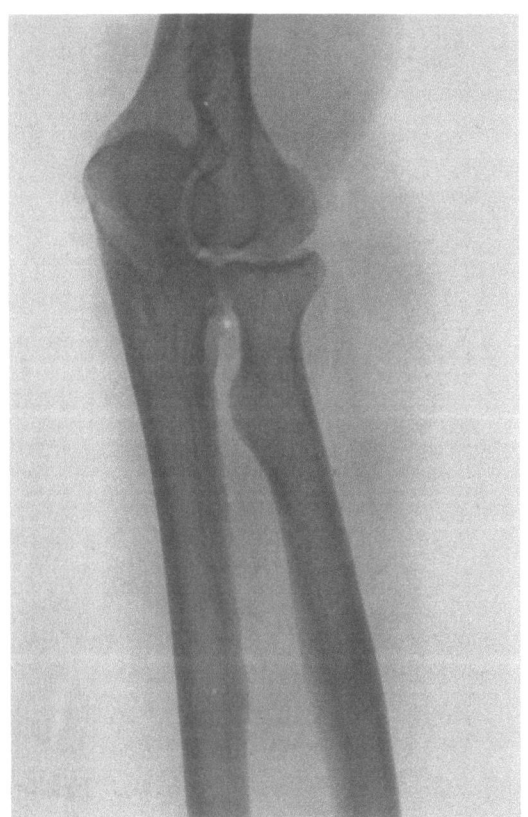

Abb. 54. Das Röntgenbild der Abb. 53, für sich dargestellt.

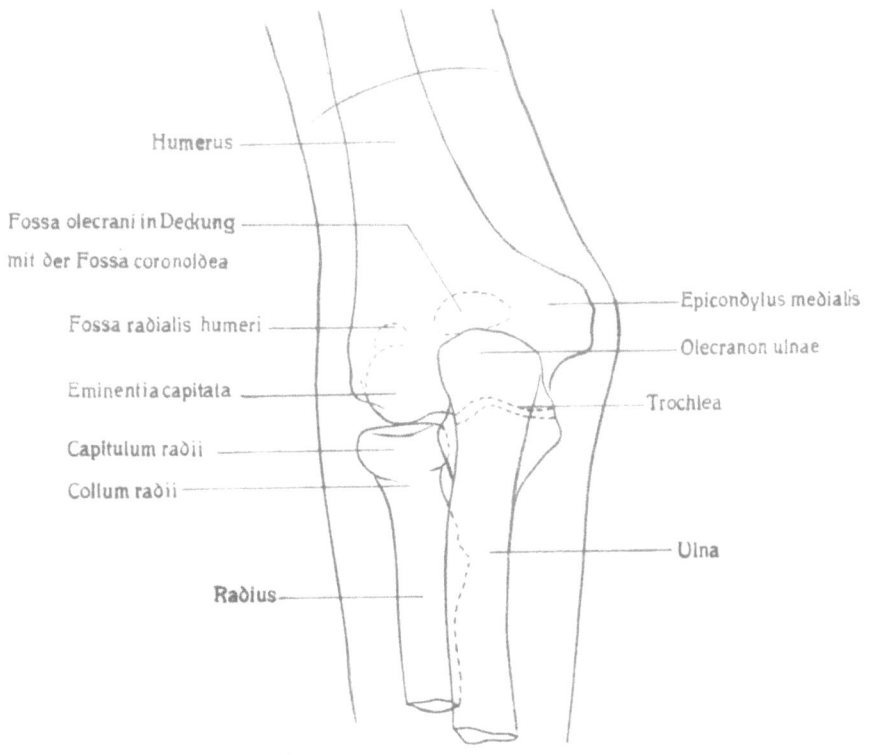

Abb. 55. Erklärung zu den Abb. 51 und 52.

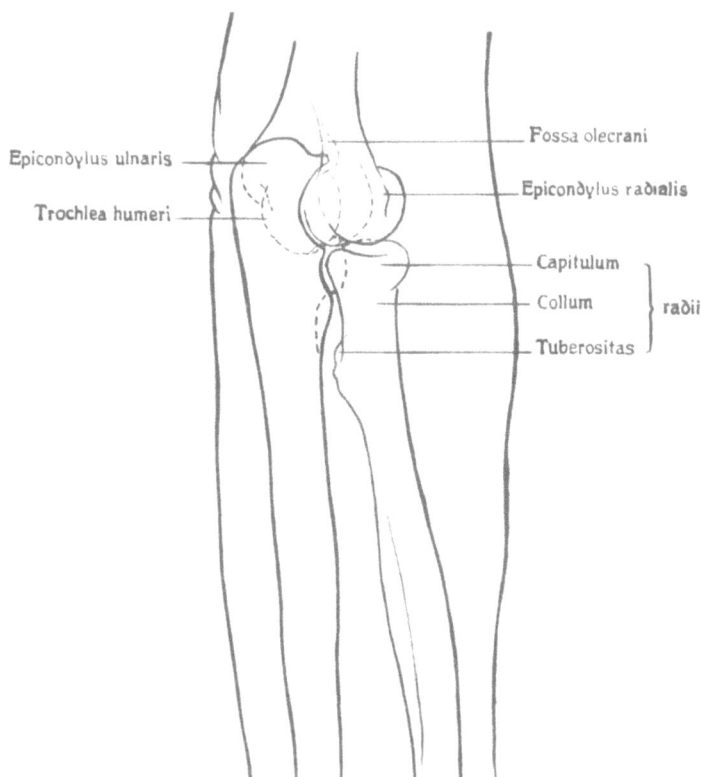

Abb. 56. Erklärung zu den Abb. 53 und 54.

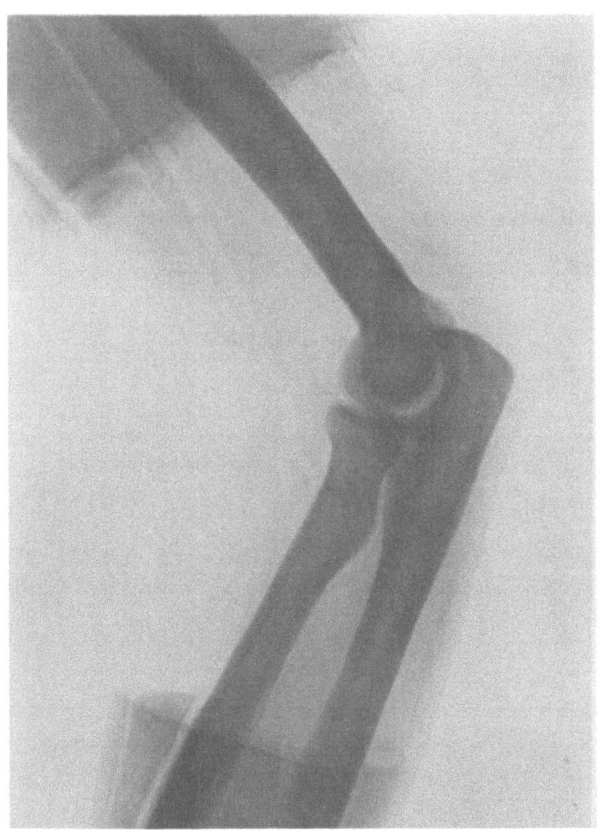

Abb. 57. Lateral-mediales Röntgenogramm eines Präparates vom Ellbogengelenk.

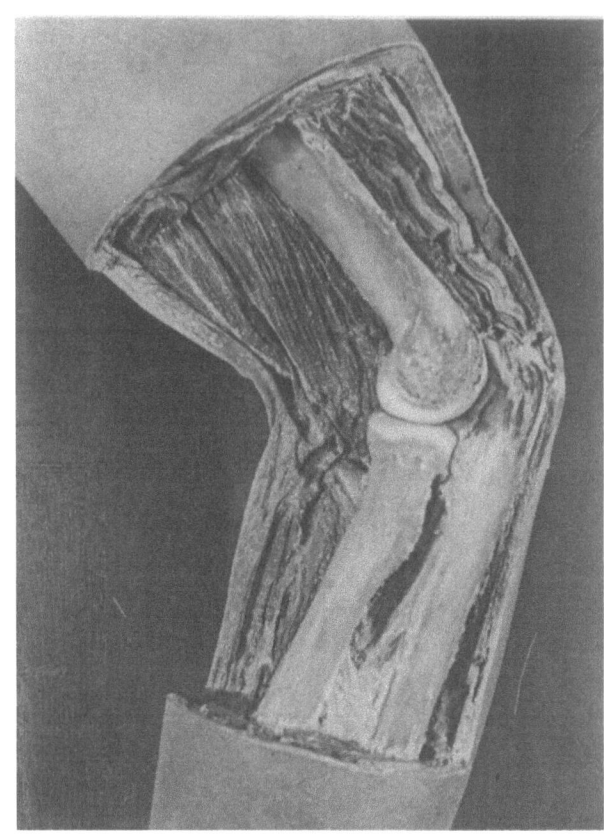

Abb. 58. Das Photogramm des Präparates de Abb. 57, in der gleichen Perspektive.

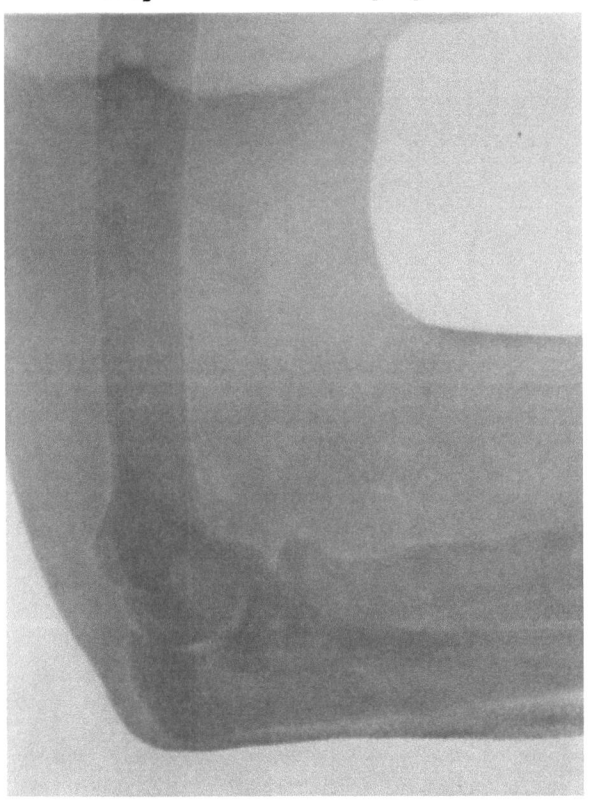

Abb. 59. Photogramm der Lateralseite der Ellbogengegend vom Lebenden, mit einprojiziertem Röntgenbild.

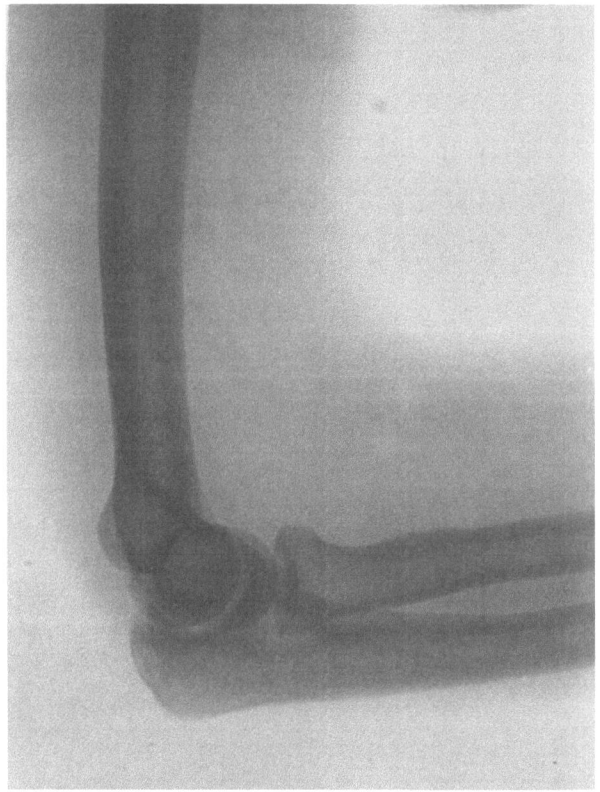

Abb. 60. Das Röntgenogramm der Abb. 59, für sich dargestellt.

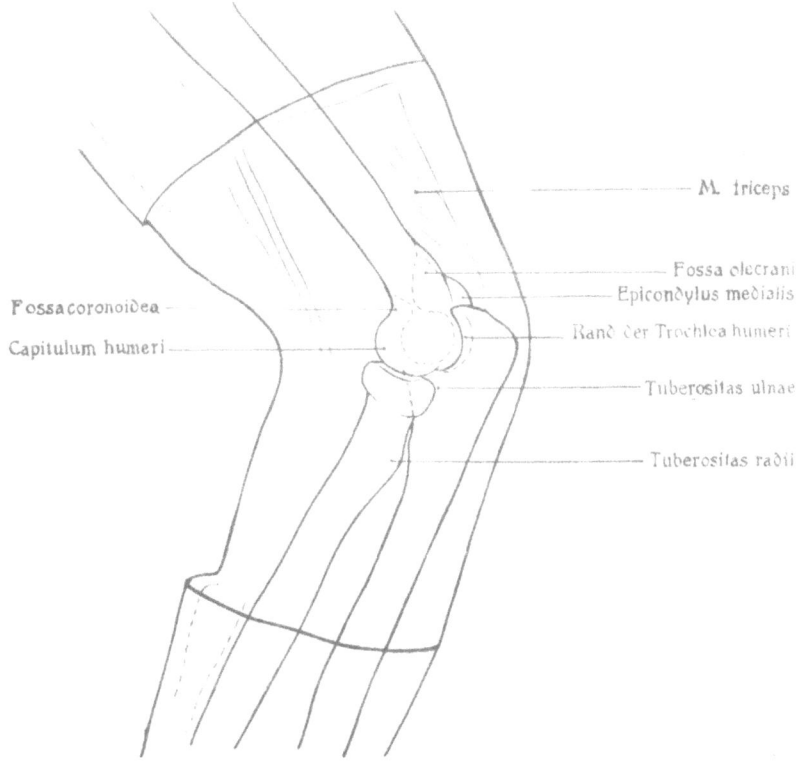

Abb. 61. Erklärung zu den Abb. 57 und 58.

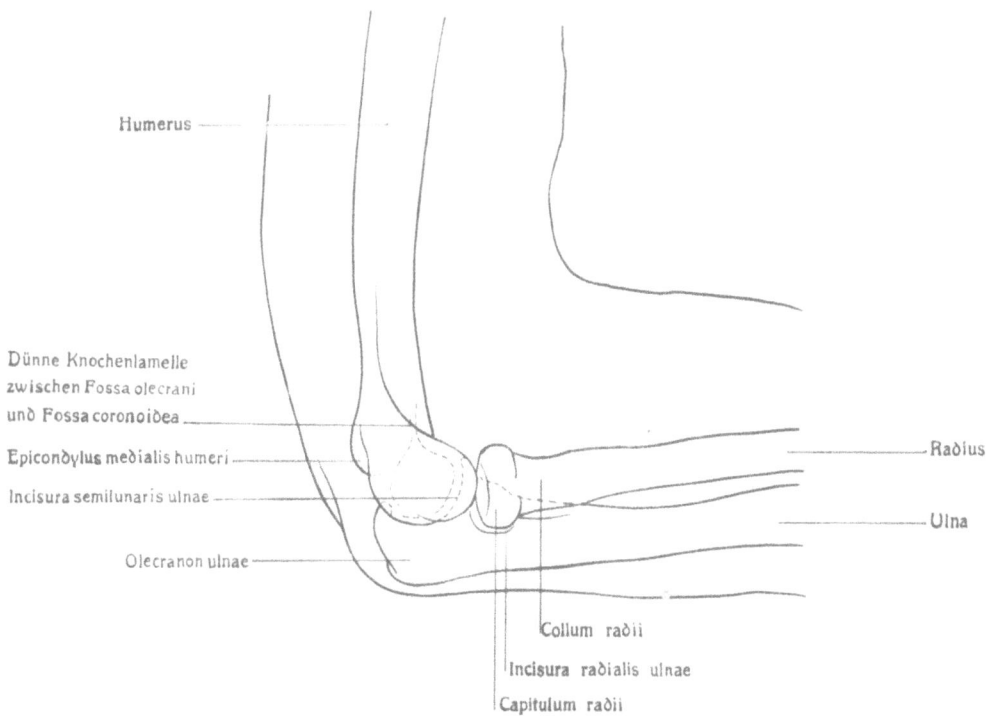

Abb. 62. Erklärung zu den Abb. 59 und 60.

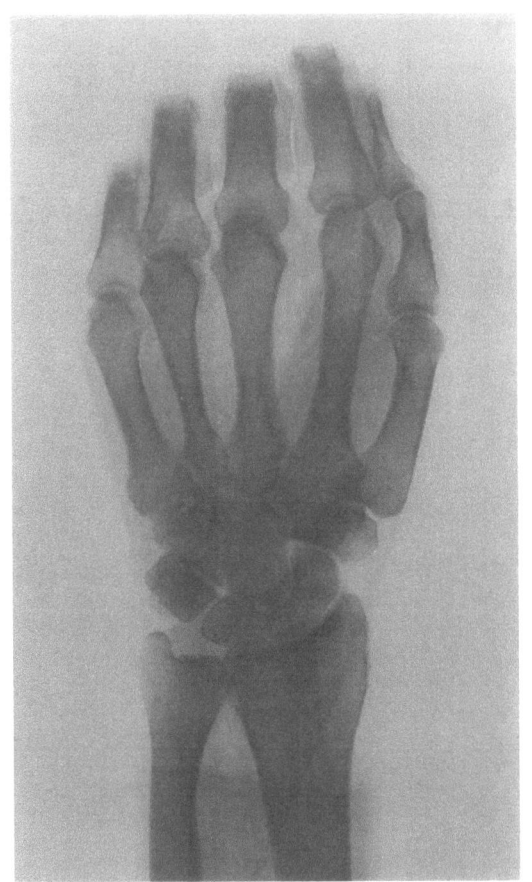

Abb. 63. Dorsovolares Röntgenogramm eines Präparates der linken Hand.

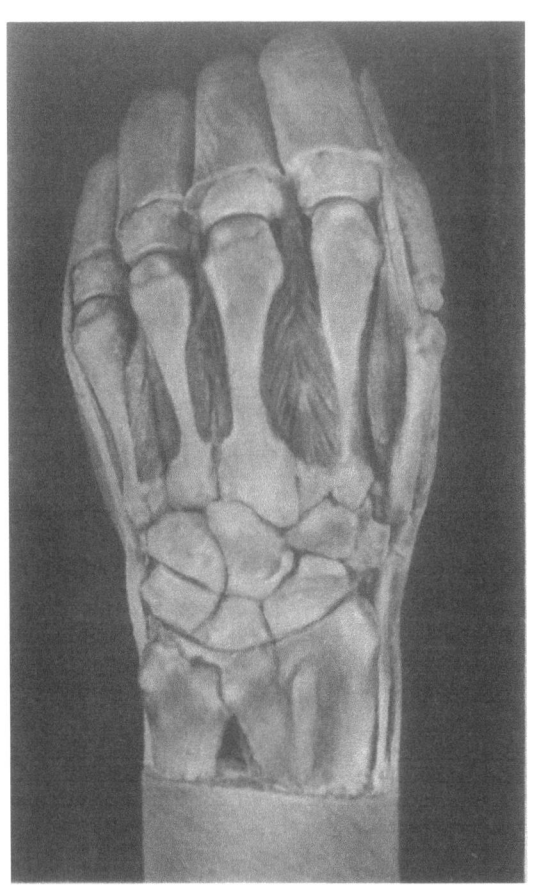

Abb. 64. Photogramm des Präparates der Abb. 63, in der gleichen Perspektive.

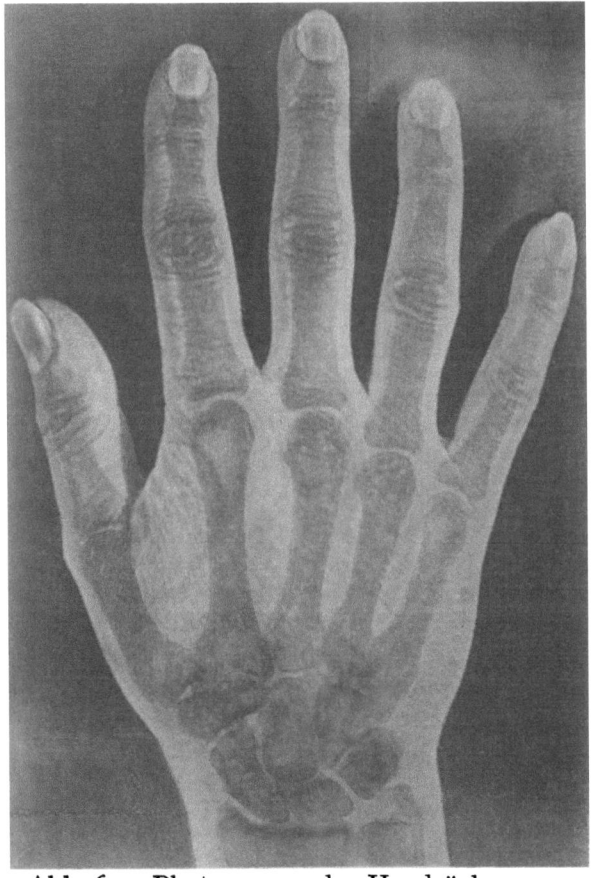

Abb. 65. Photogramm des Handrückens vom Lebenden, mit einprojiziertem Röntgenbild.

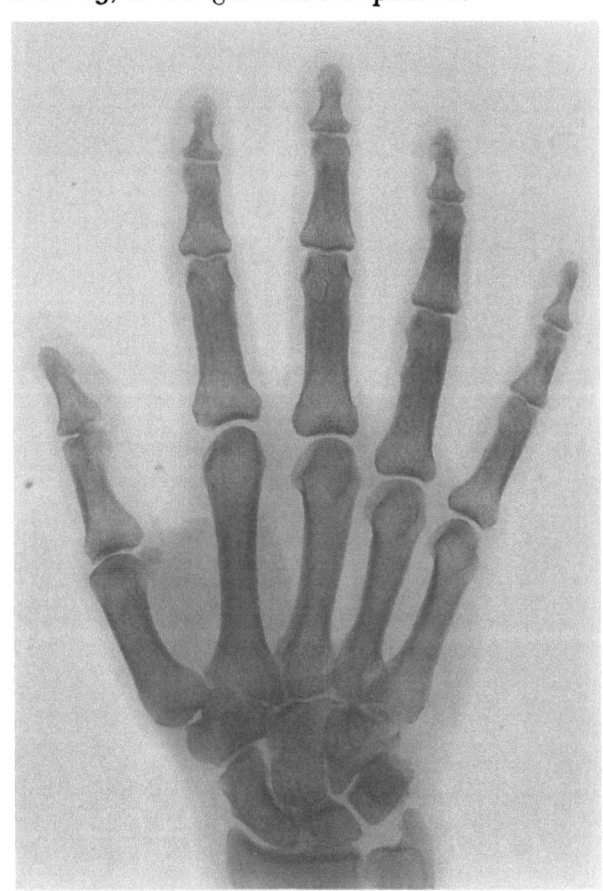

Abb. 66. Das Röntgenogramm der Abb. 65, für sich dargestellt.

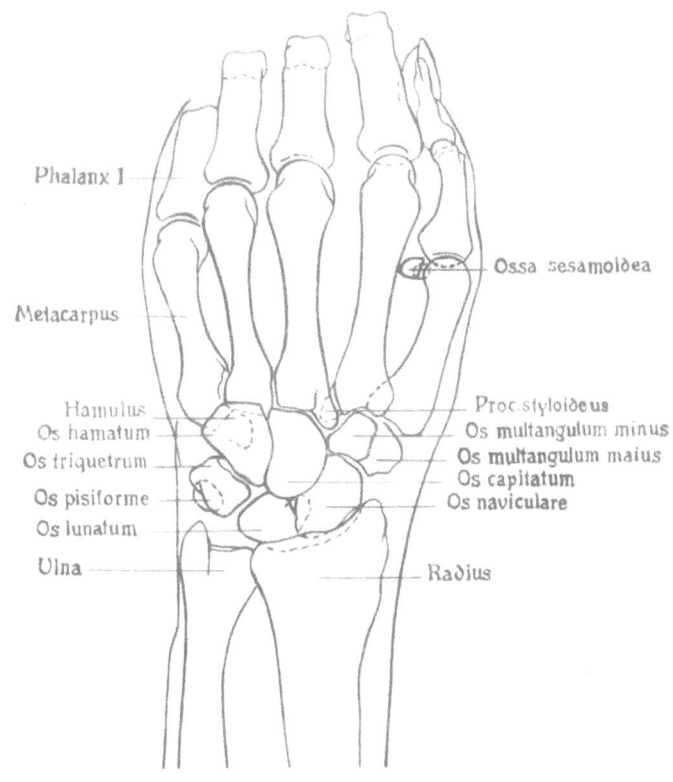

Abb. 67. Erklärung zu den Abb. 63 und 64.

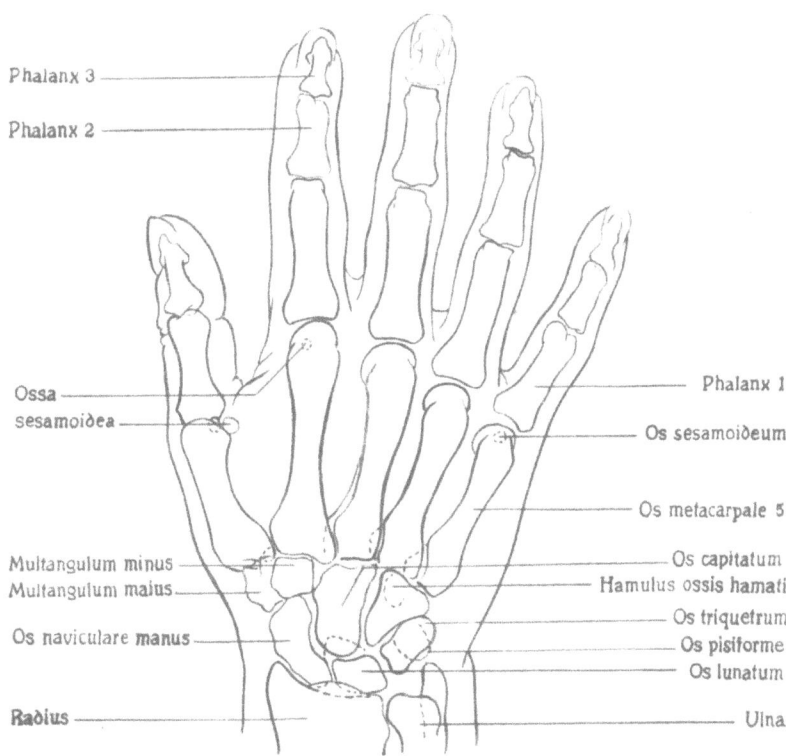

Abb. 68. Erklärung zu den Abb. 65 und 66.

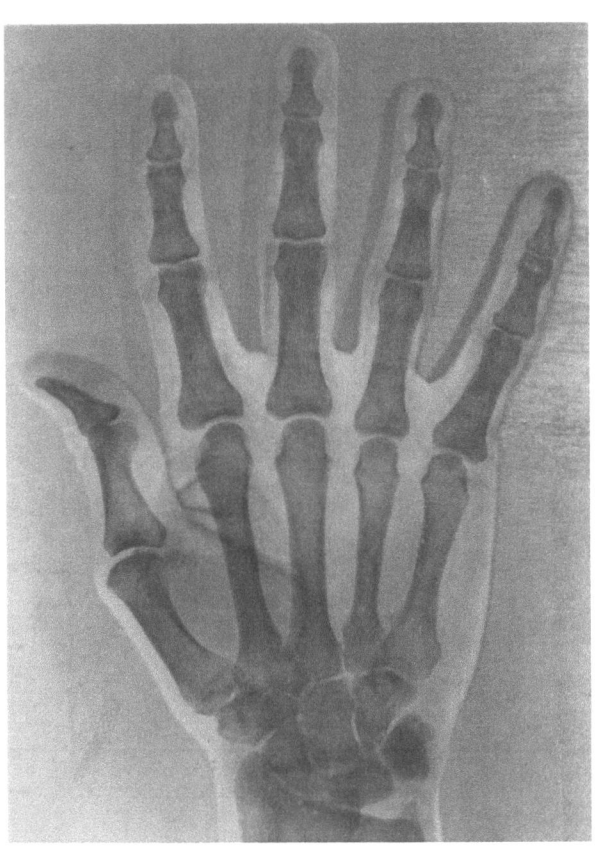
Abb. 69. Volar-Ansicht einer lebenden Hand, mit einprojiziertem Röntgenbild.

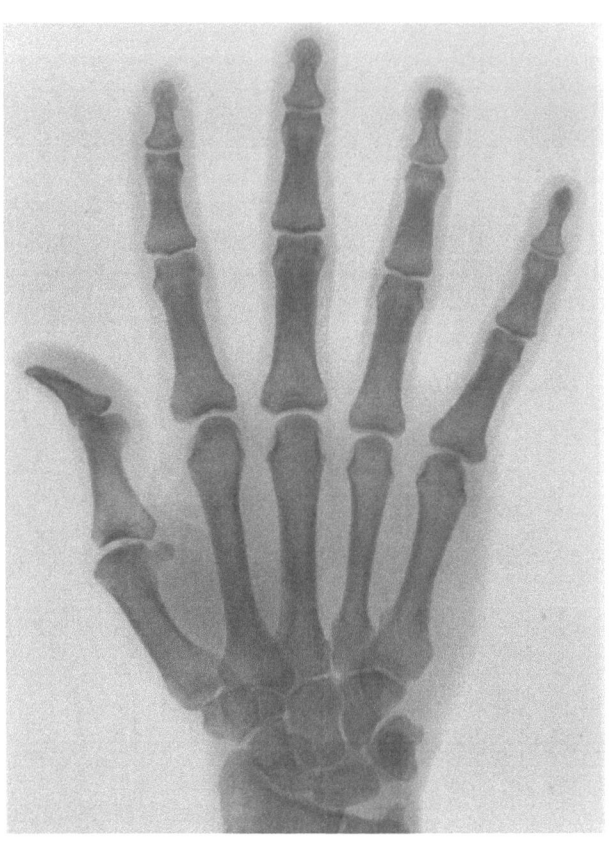
Abb. 70. Das Röntgenogramm der Abb. 69, für sich dargestellt.

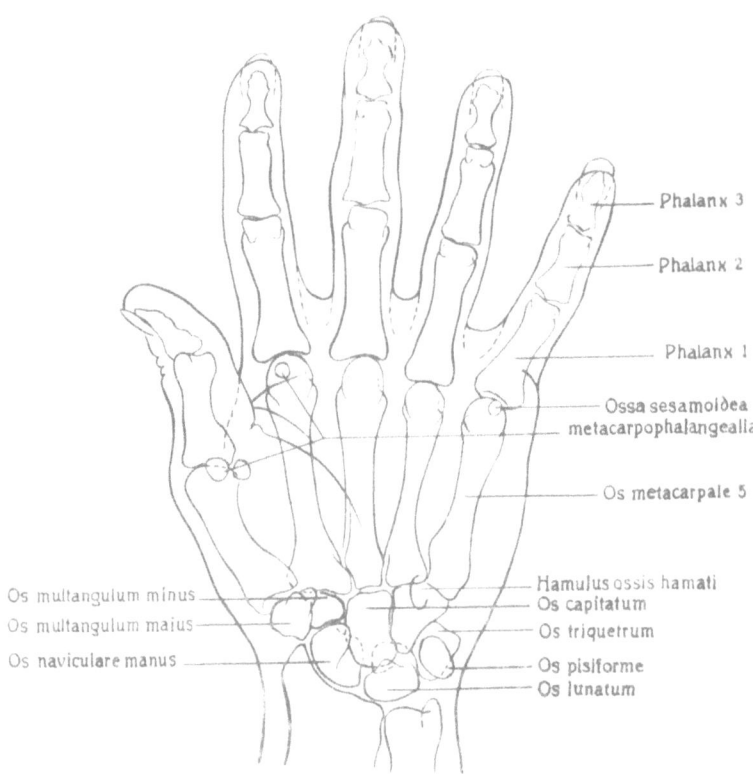
Abb. 71. Erklärung zu den Abb. 69 und 70.

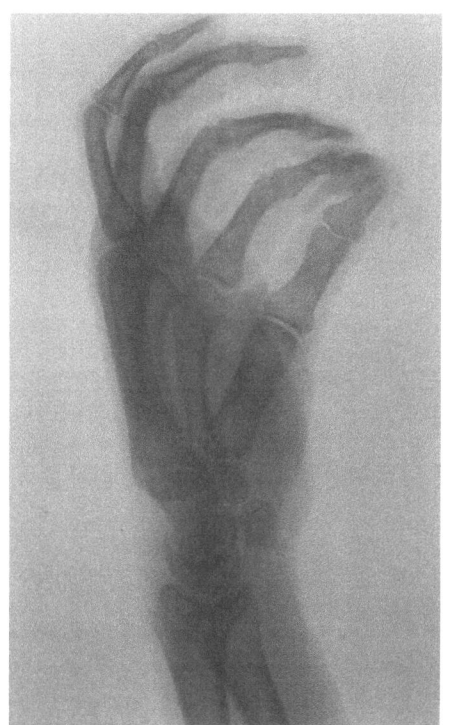 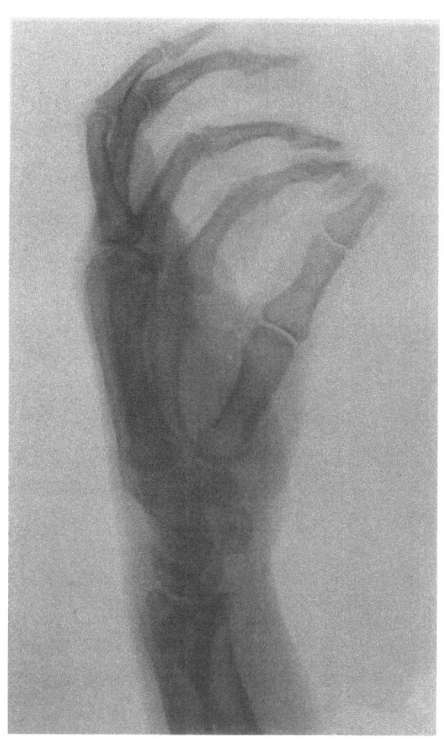

Abb. 72. Stereoskopbild der rechten Hand, von der Ellenseite aus aufgenommen.

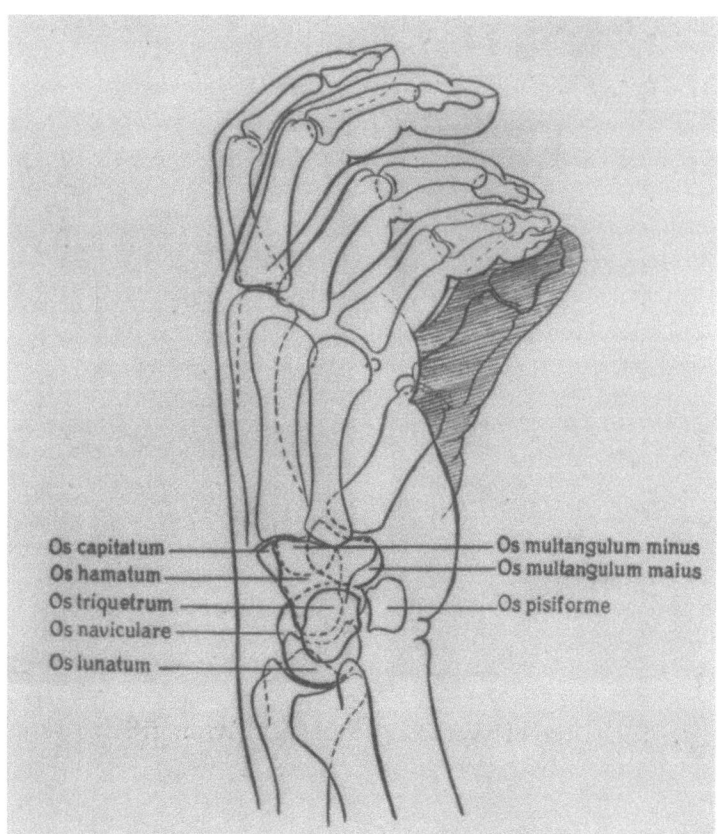

Abb. 73. Erklärung zu Abb. 72.

Einige Bewegungsbilder der oberen Extremität.

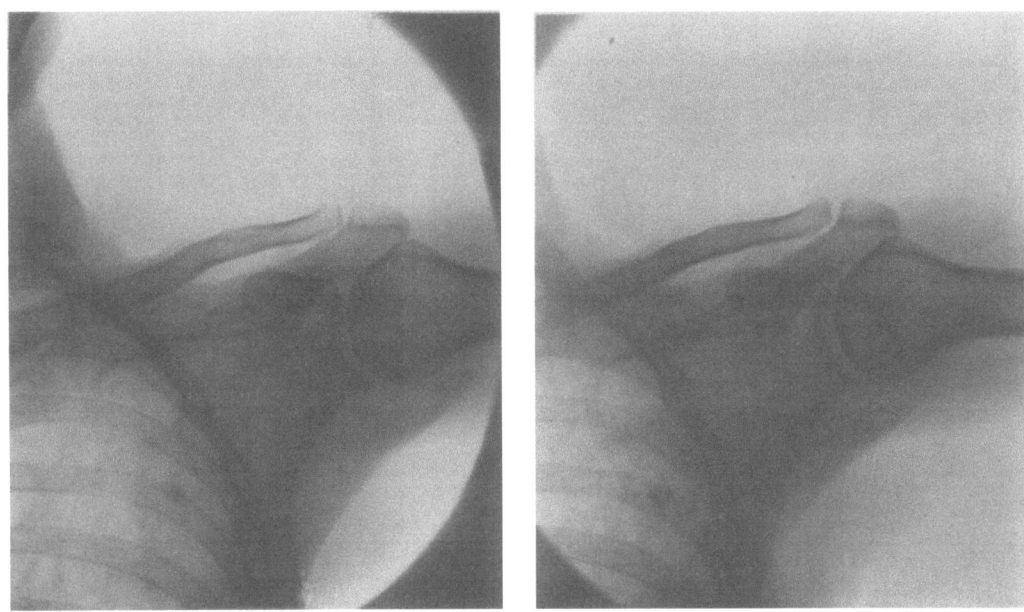

Abb. 74. Schulter bei horizontal gebobenem Arm. (Stereoskopbild.)

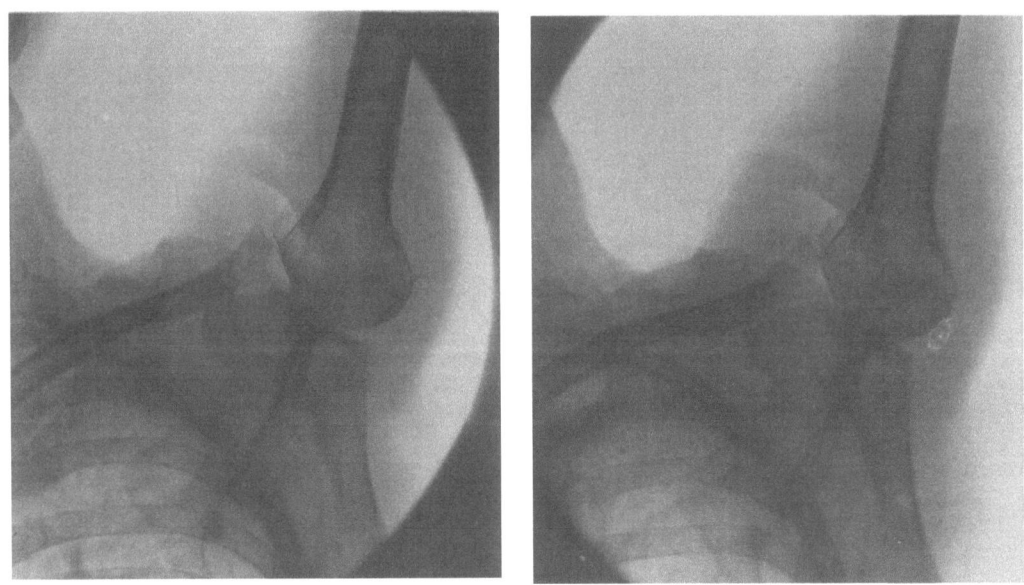

Abb. 75. Schulter bei vertikal gehobenem Arm. (Stereoskopbild.)

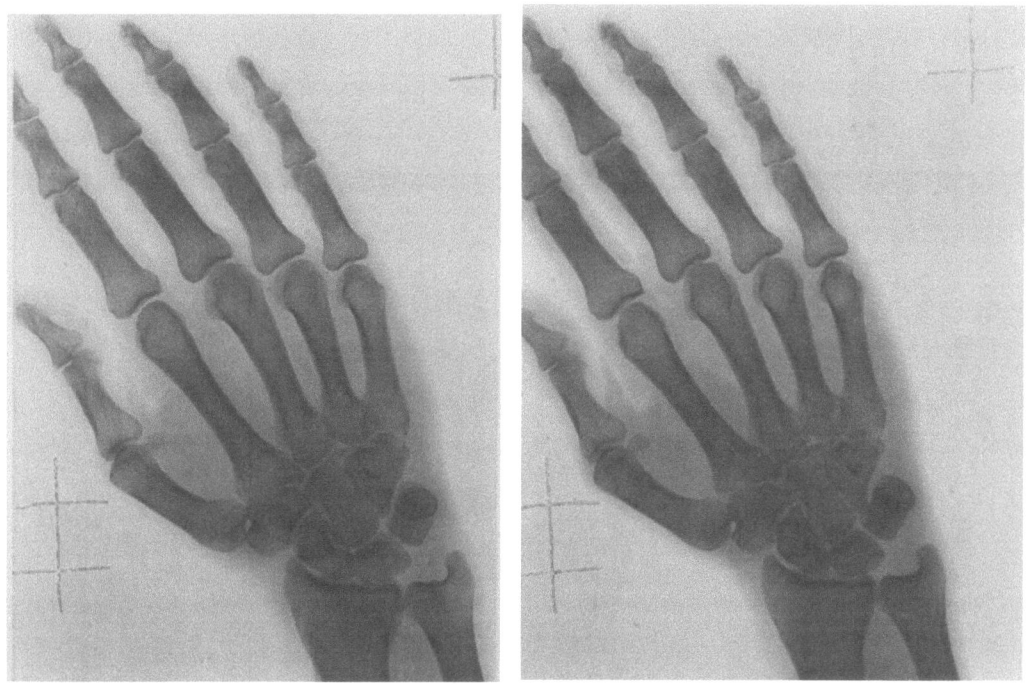

Abb. 76. Darsovolares Stereoskopbild der radialwärts abduzierten Hand. Finger adduziert.

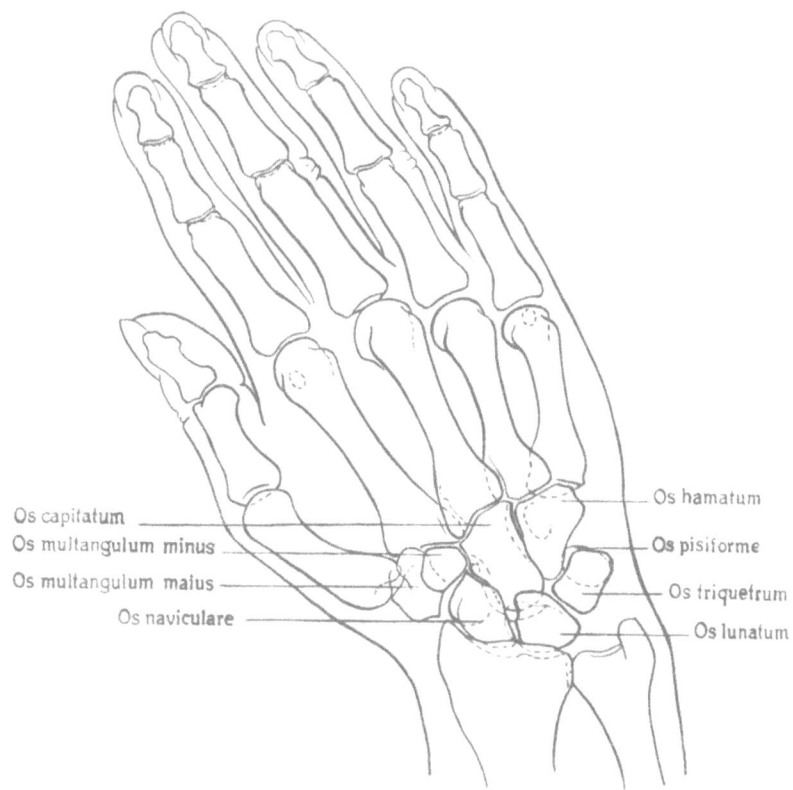

Abb. 77. Erklärung zu Abb. 76.

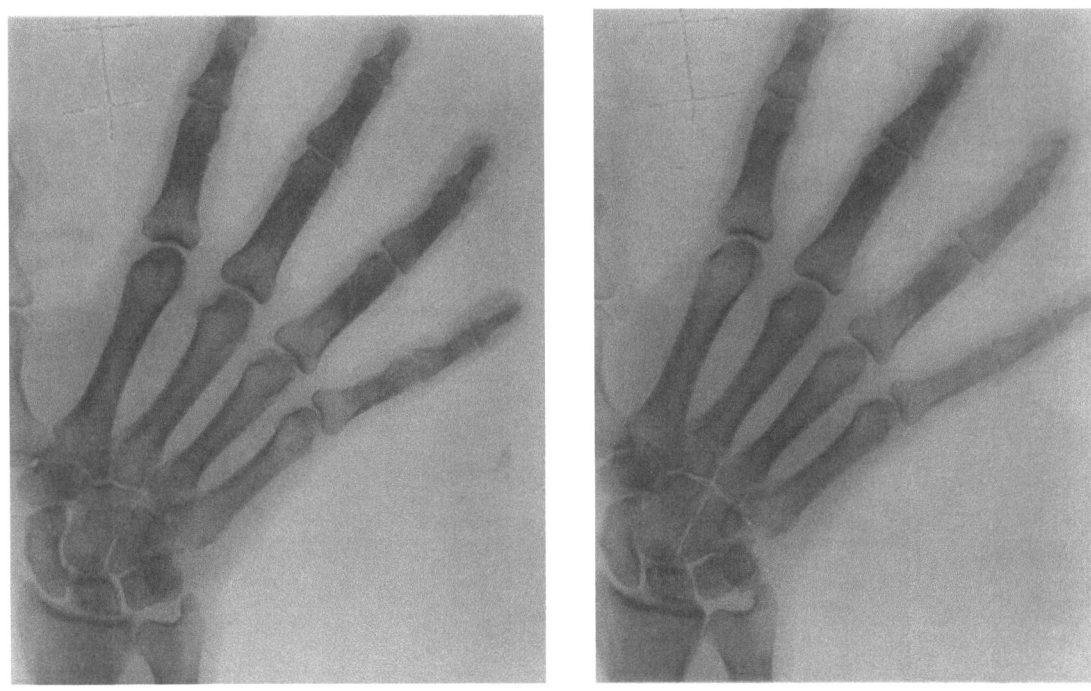

Abb. 78. Stereoskopbild der ulnarwärts abduzierten Hand; Finger gespreizt.

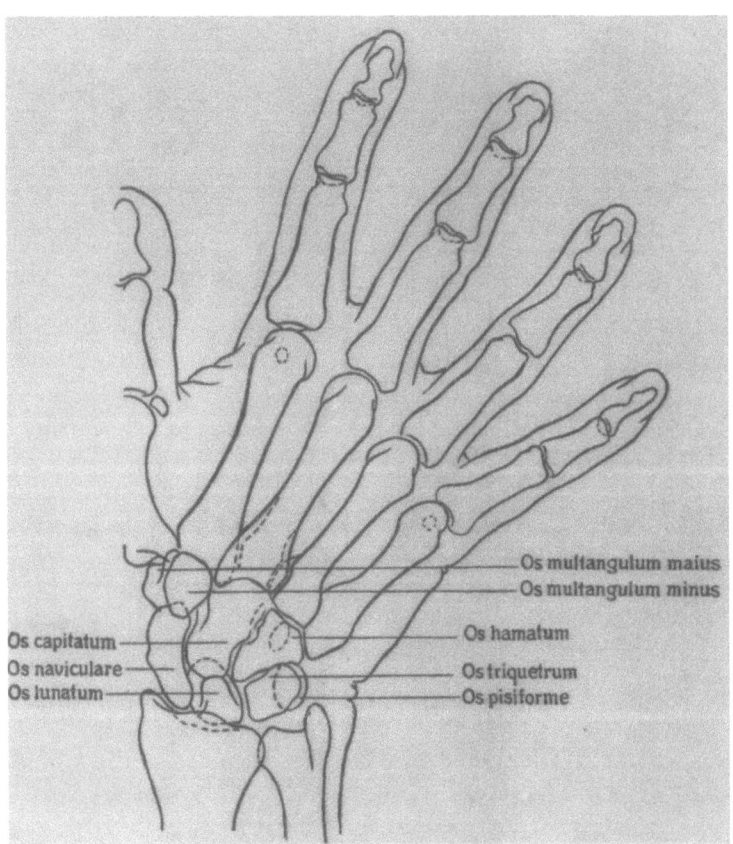

Abb. 79. Erklärung zu Abb. 78.

Einige Variationserscheinungen und vielfach mit Varietäten verwechselte pathologische Bildungen.

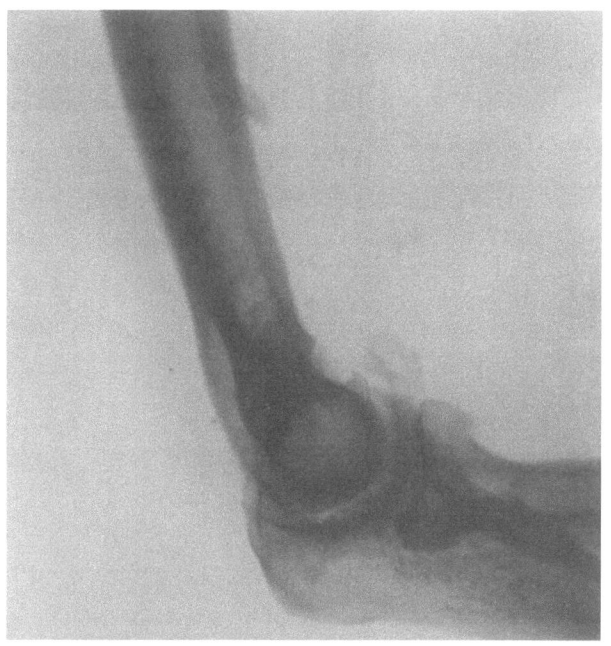

Abb. 80. Processus entepicondyloidens

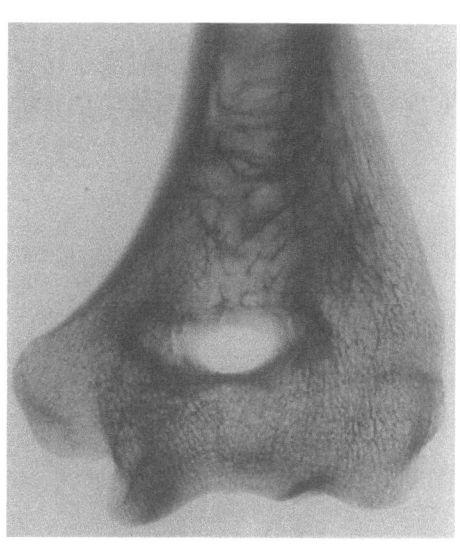

Abb. 81. Foramen supracondyloidium.

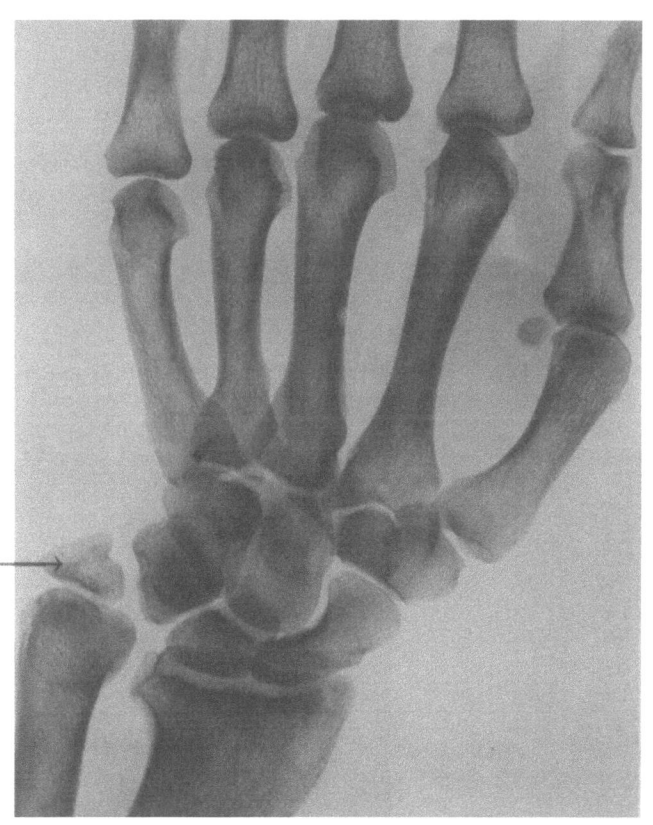

Abb. 82. Sogenanntes „Triangulare".
(Hier Produkt einer pseudarthrotisch geheilten Fraktur des Proc. styloideus ulnae.)

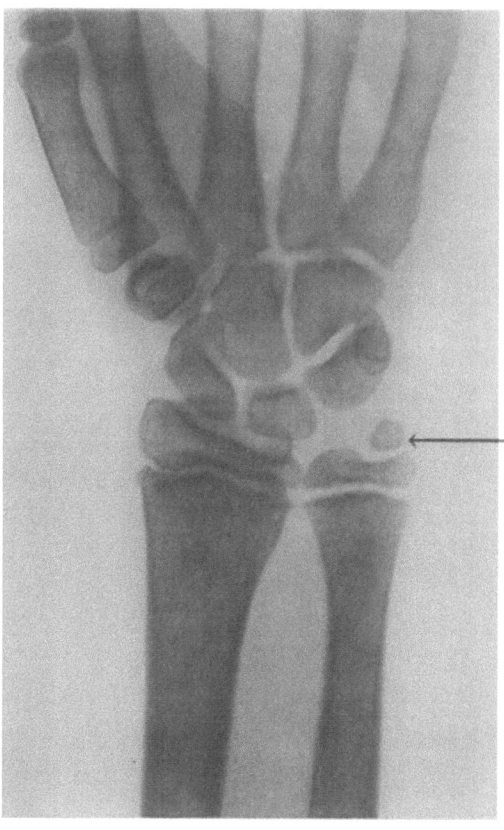

Abb. 83. Isolierter Proc. styloideus ulnae (epiphysär).

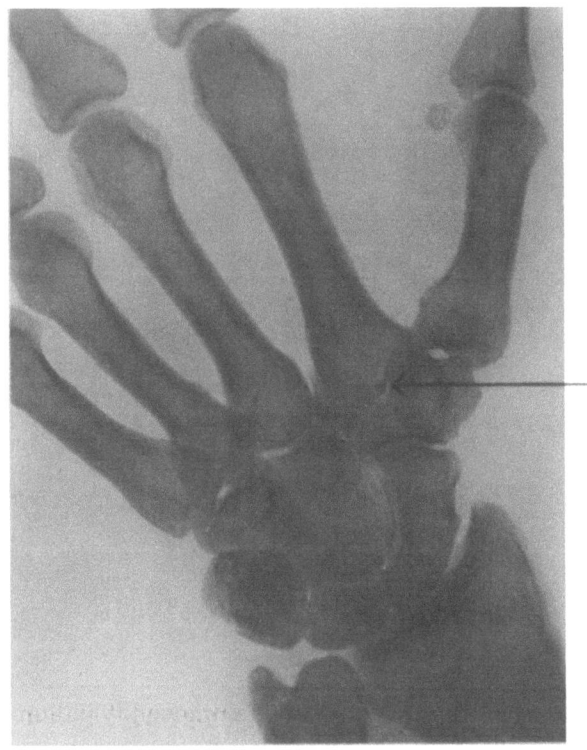

Abb. 84. Trapezoides secundarium.

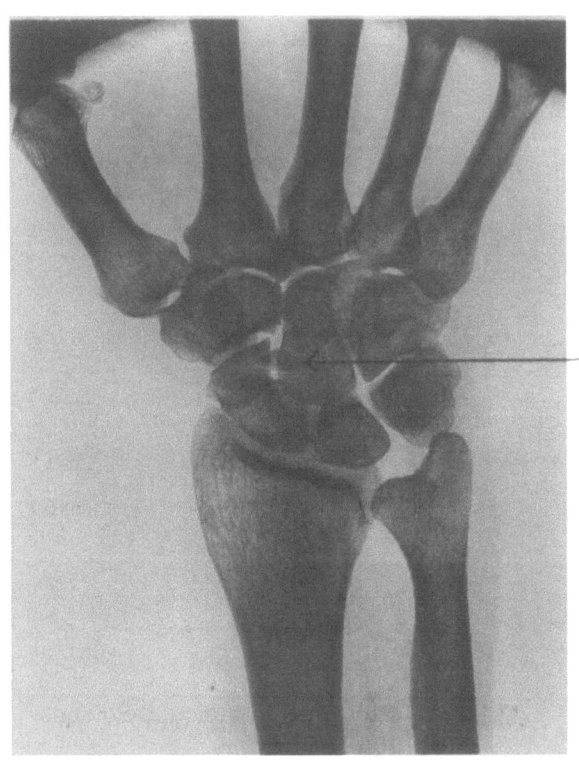

Abb. 85. Os centrale?

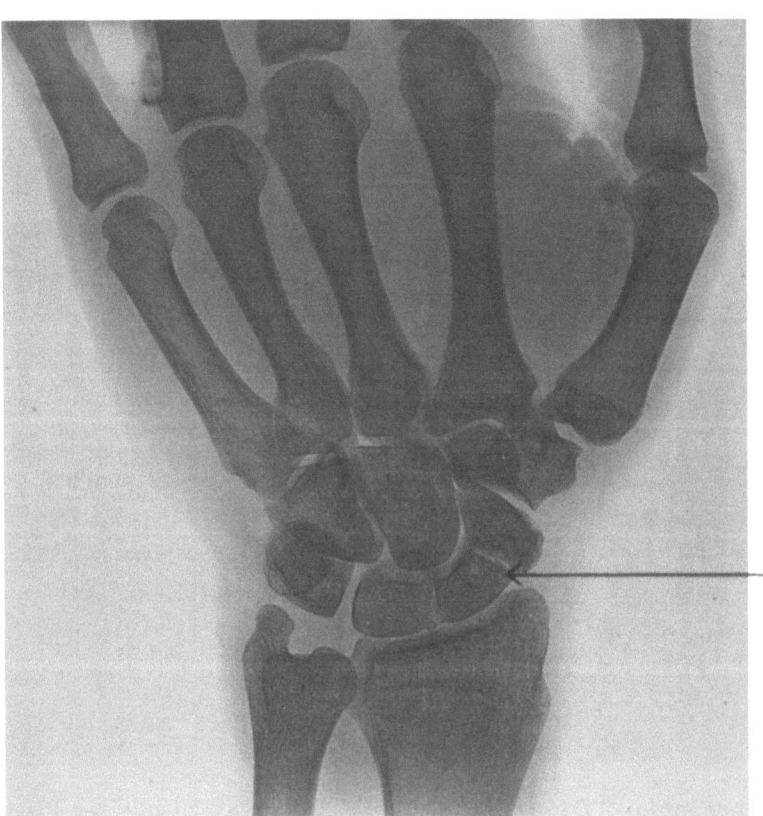

Abb. 86. „Naviculare bipartitum". (Produkt einer Fraktur.)

V. Untere Extremität.
1. Hüfte.

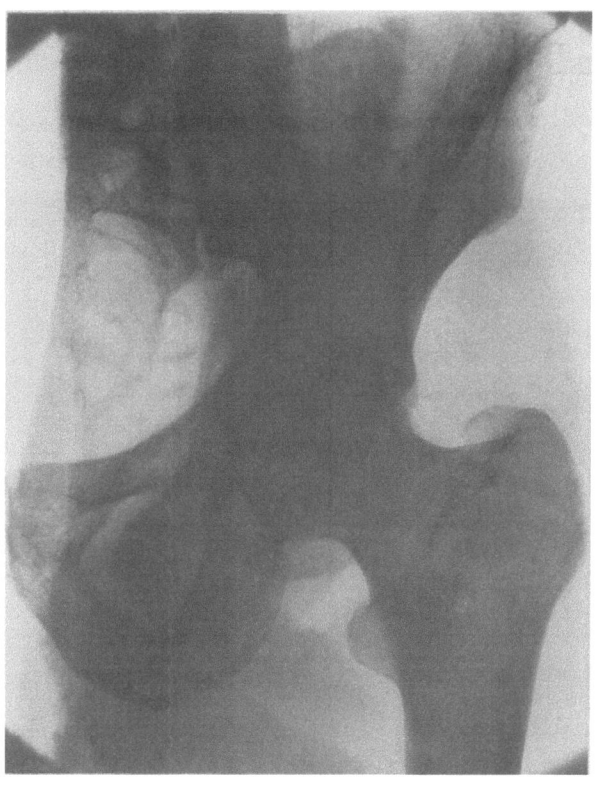

Abb. 87. Ventrodorsales Röntgenogramm eines Präparates des Hüftgelenkes.

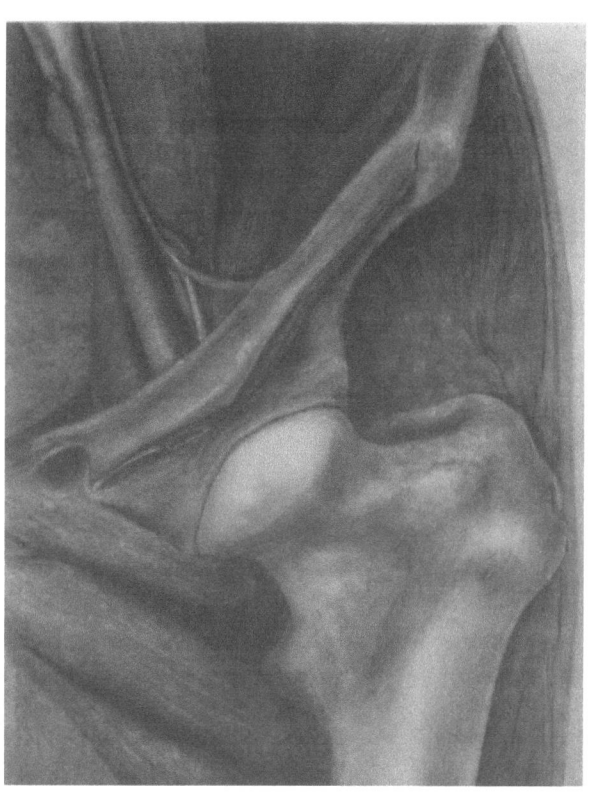

Abb. 88. Photogramm des Präparates der Abb. 87, in der gleichen Perspektive.

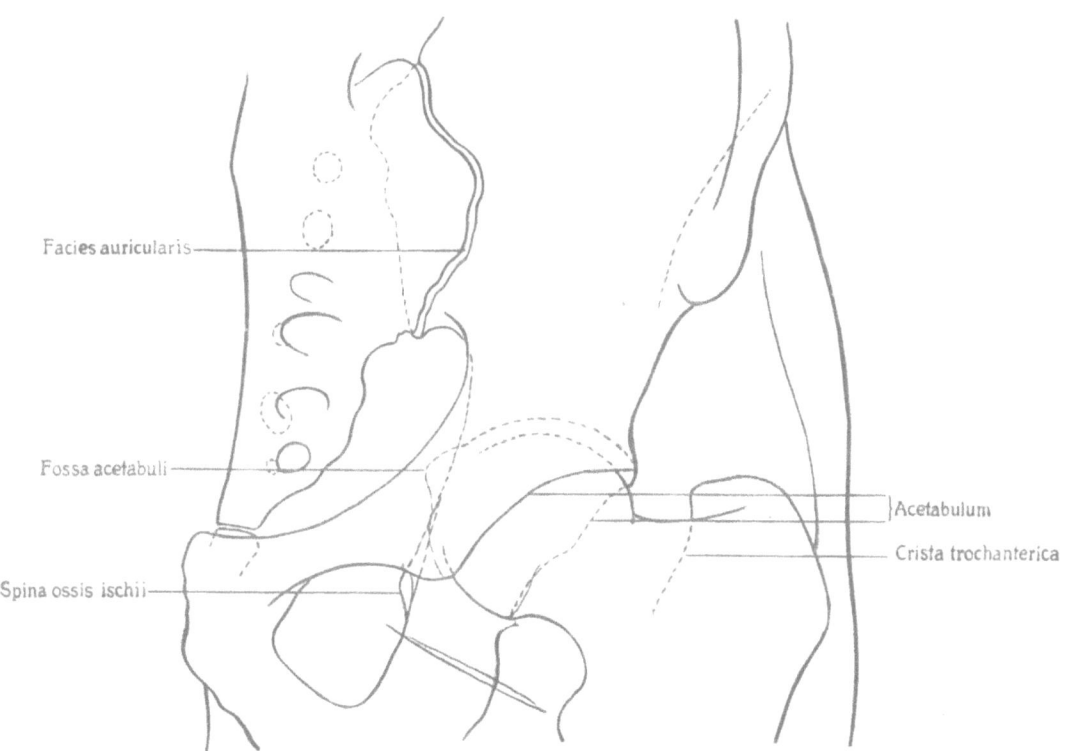

Abb. 89. Erklärung zu den Abb. 87 und 88.

Bewegungsbilder des Hüftgelenkes.

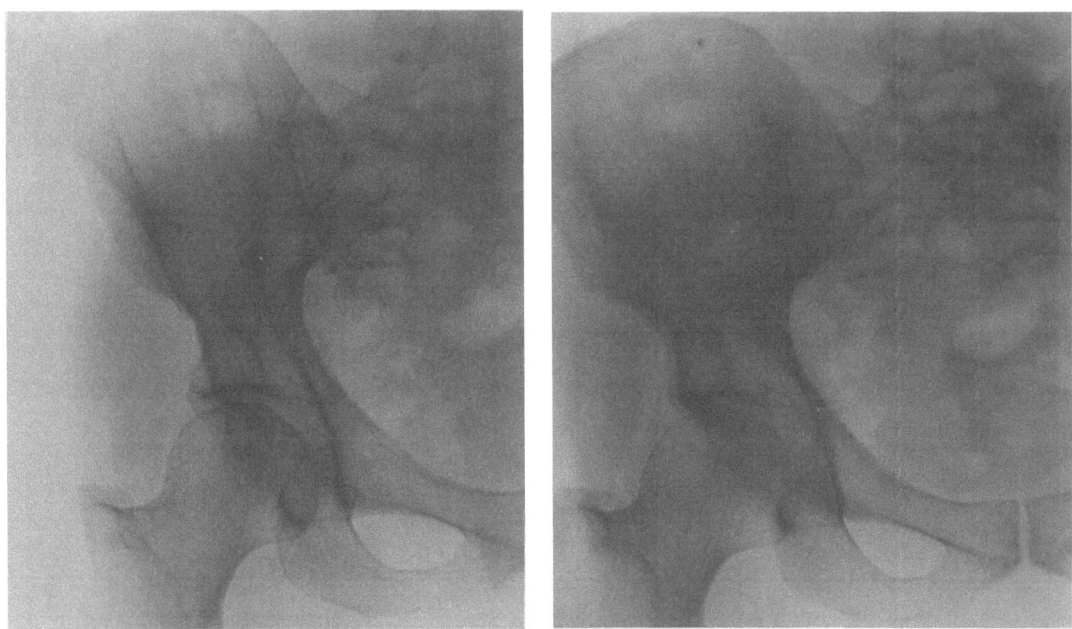

Abb. 90. Stereoskopisches Röntgenbild eines Hüftgelenkes vom Lebenden in Normalstellung.

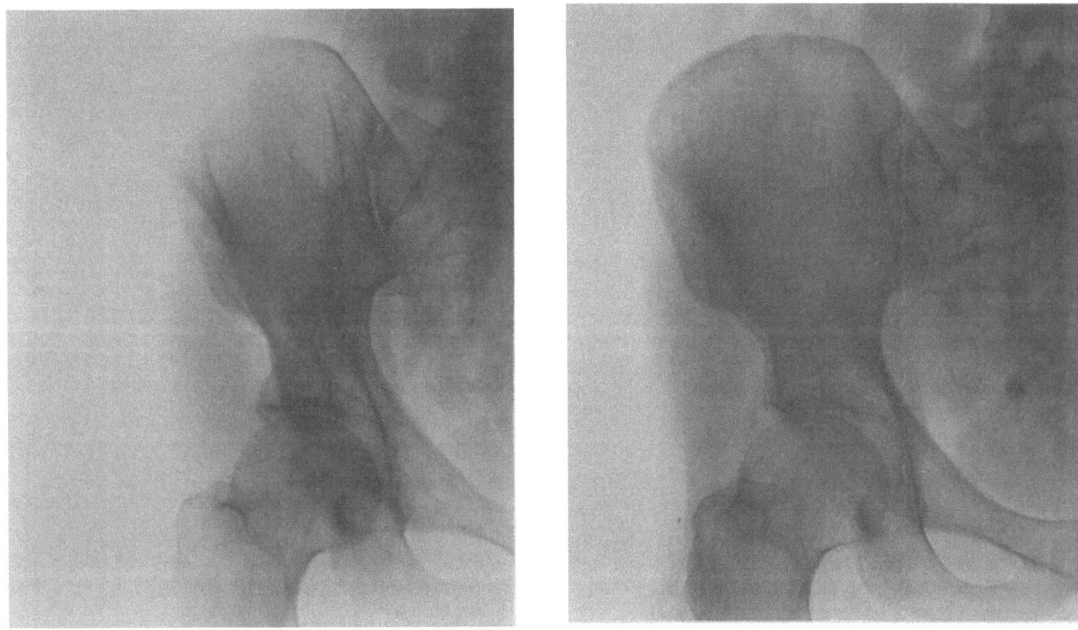

Abb. 91. Stereoskopisches Röntgenbild eines Hüftgelenkes vom Lebenden, bei Auswärtskreiselung des Beines.

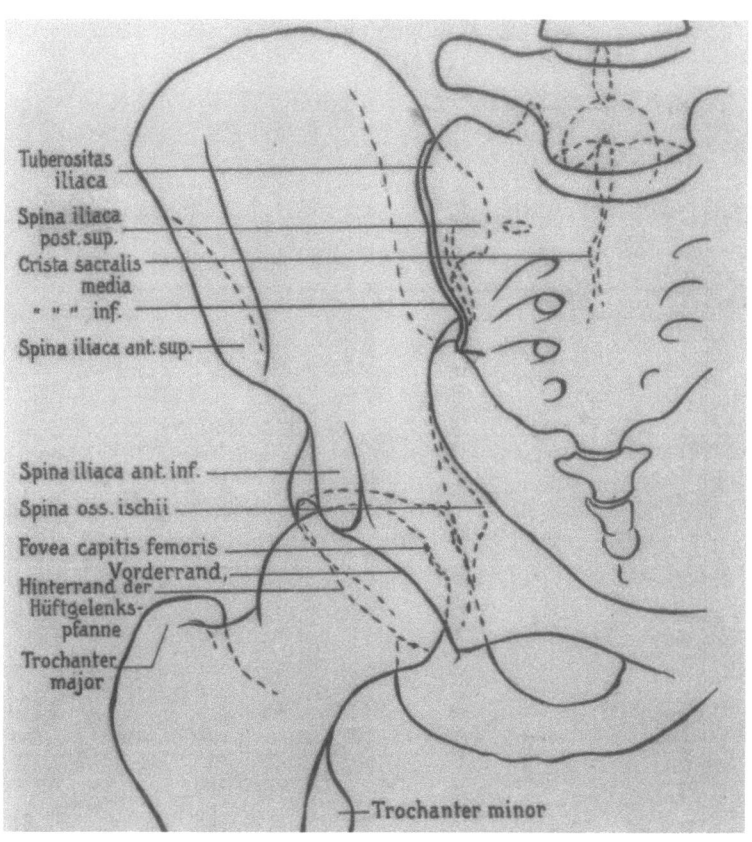

Abb. 92. Erklärung zu Abb. 90.

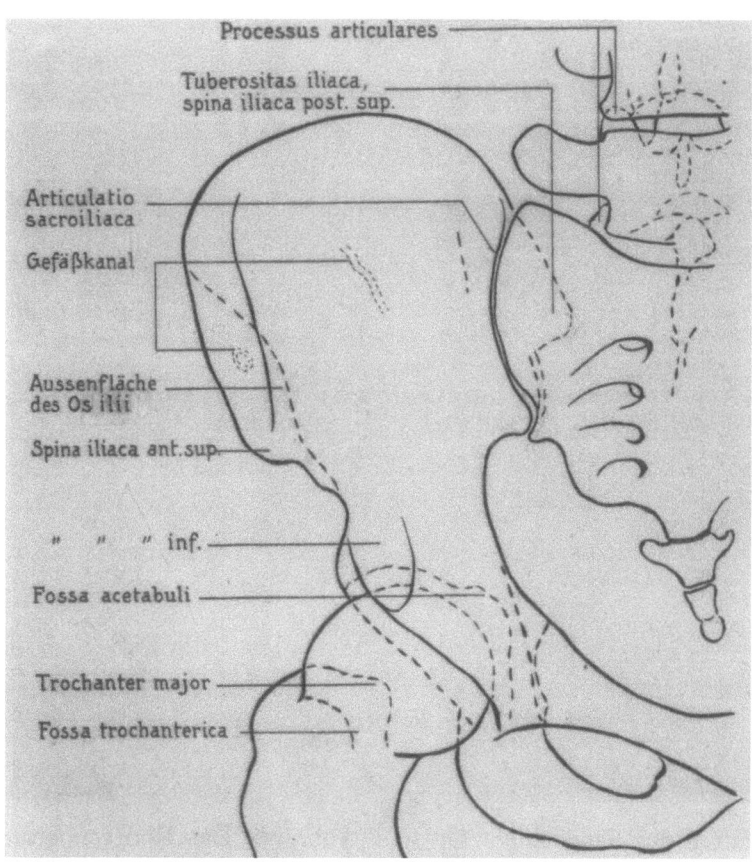

Abb. 93. Erklärung zu Abb. 91.

2. Kniegelenk.

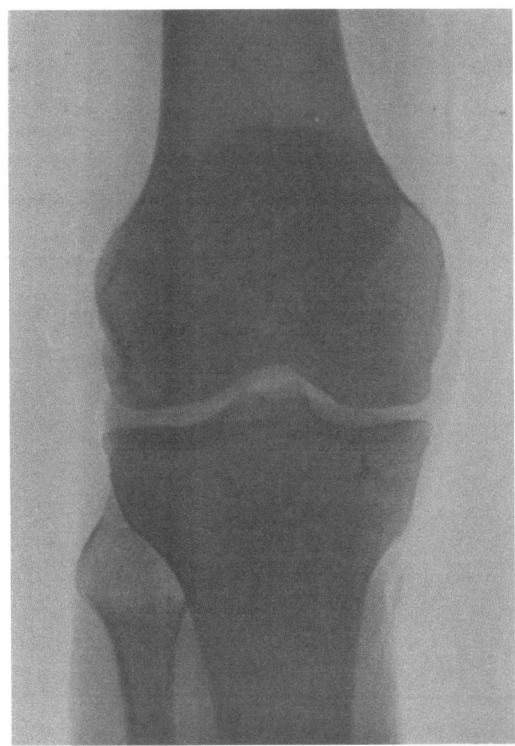

Abb. 94. Ventrodorsales Röntgenogramm eines Präparates vom gestreckten Knie.

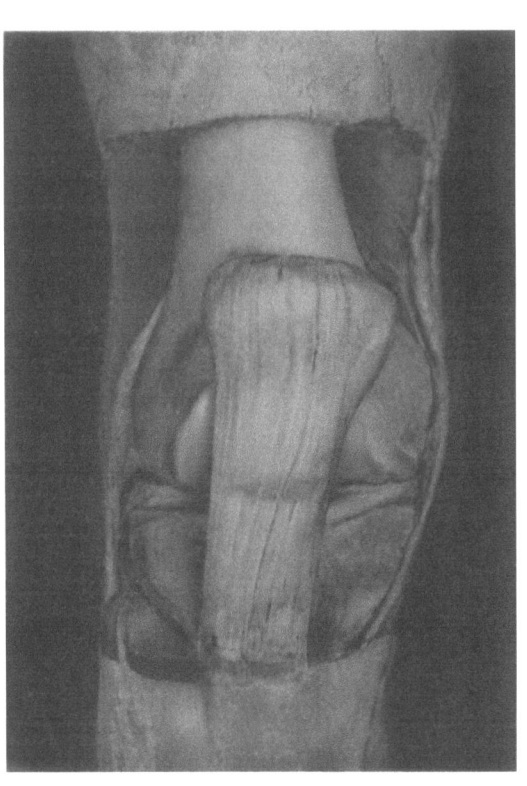

Abb. 95. Photogramm des Präparates der Abb. 94 in der gleichen Perspektive.

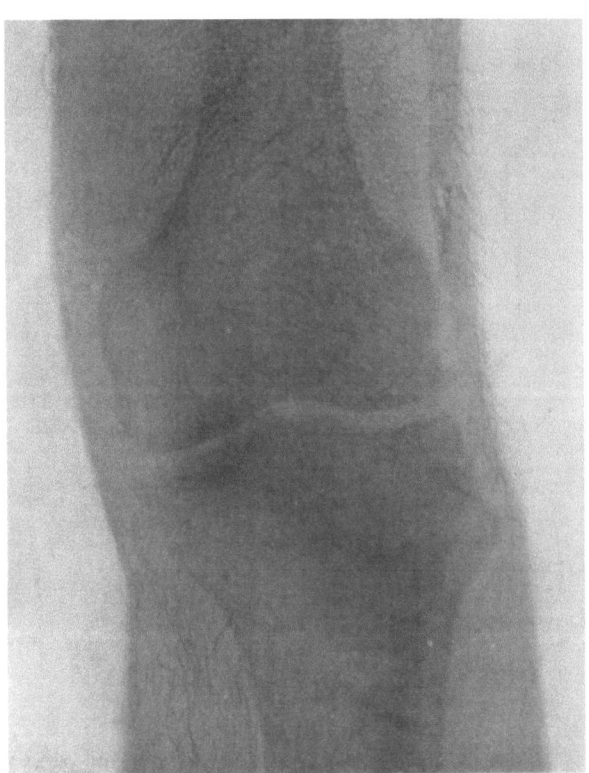

Abb. 96. Photogramm der Kniekehle mit einprojiziertem Röntgenogramm.

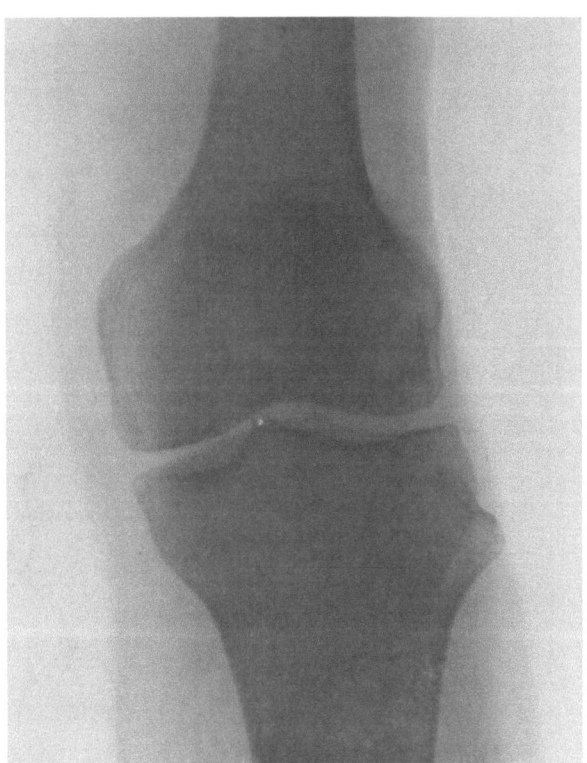

Abb. 97. Das Röntgenogramm der Abb. 96 für sich dargestellt.

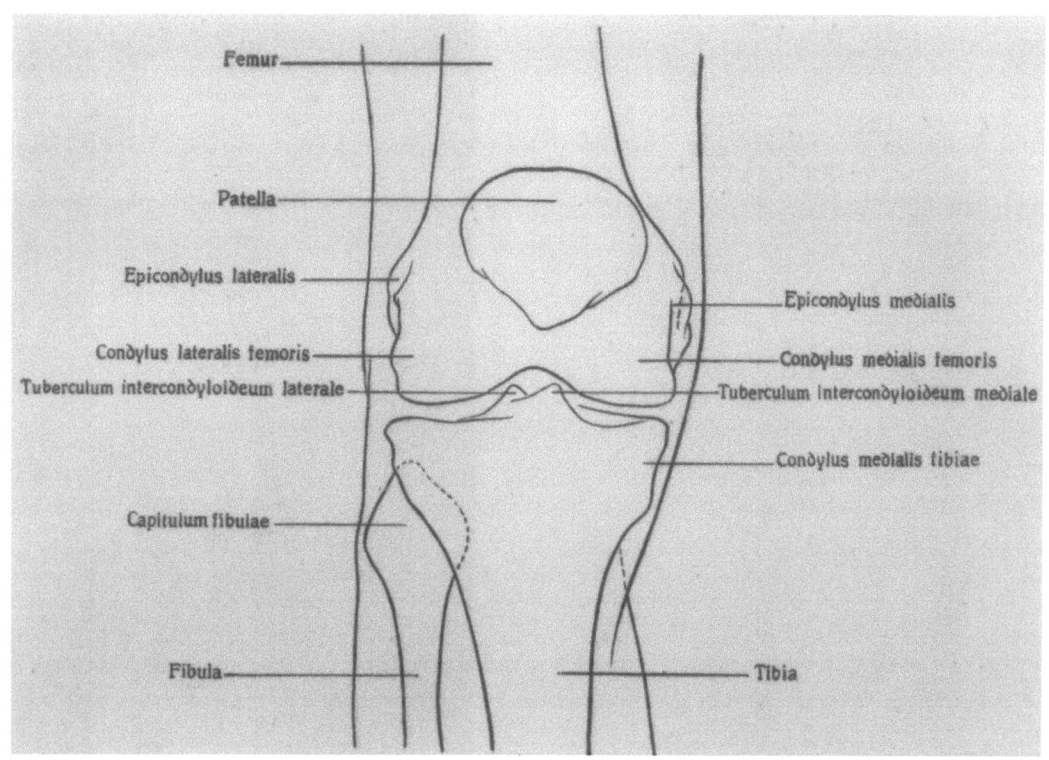

Abb. 98. Erklärung zu Abb. 94 und 95.

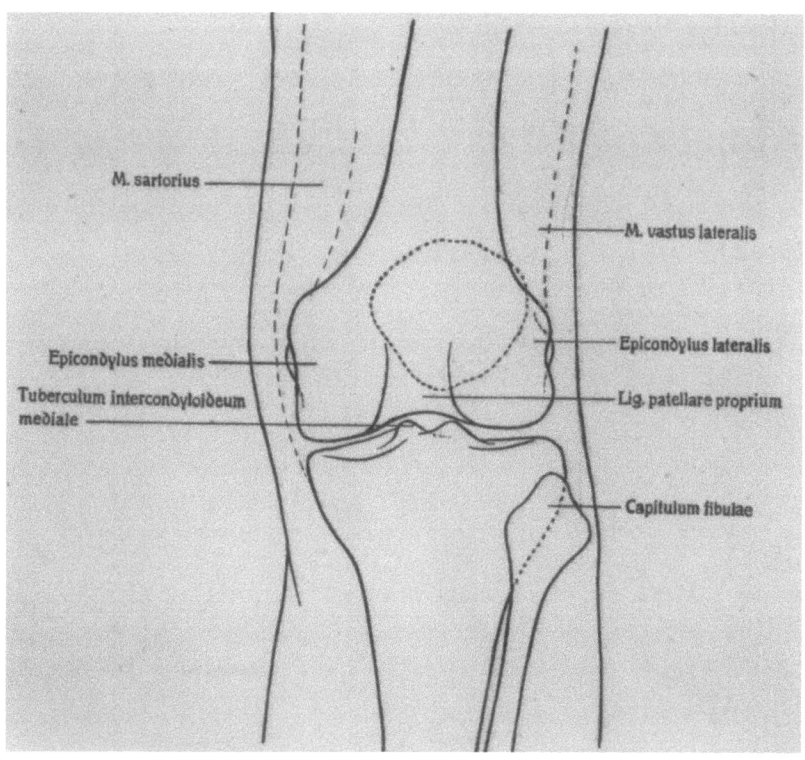

Abb. 99. Erklärung zu Abb. 96 und 97.

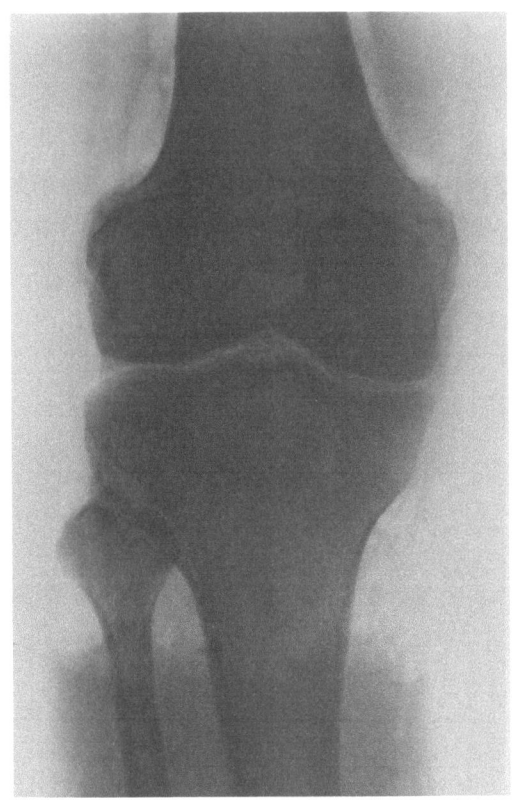

Abb. 100. Dorsoventrales Röntgenogramm von einem Präparat des Kniegelenkes.

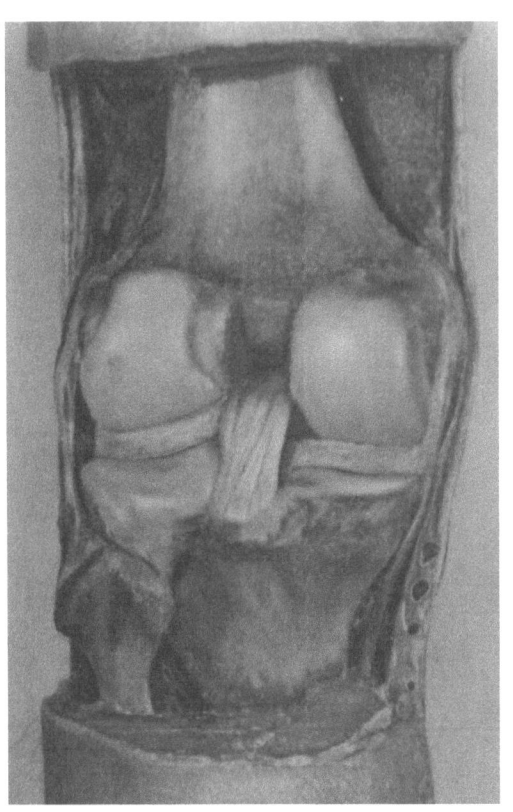

Abb. 101. Photogramm des Präparates der Abb. 100, in gleicher Perspektive.

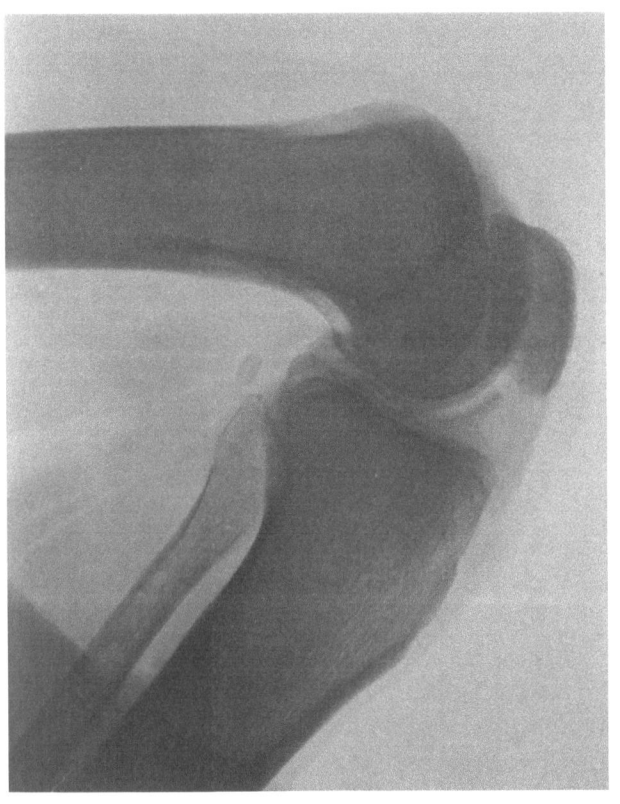

Abb. 102. Tibio-fibulares Röntgenogramm des maximal gebeugten Kniegelenkes.
(Das „runde Knie".)

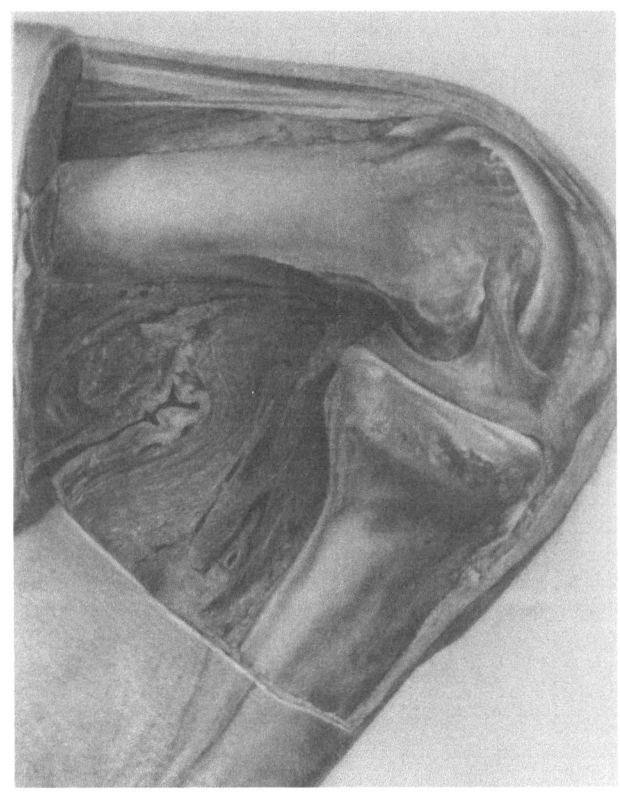

Abb. 103. Photogramm des Präparates der Abb. 102, in gleicher Perspektive.

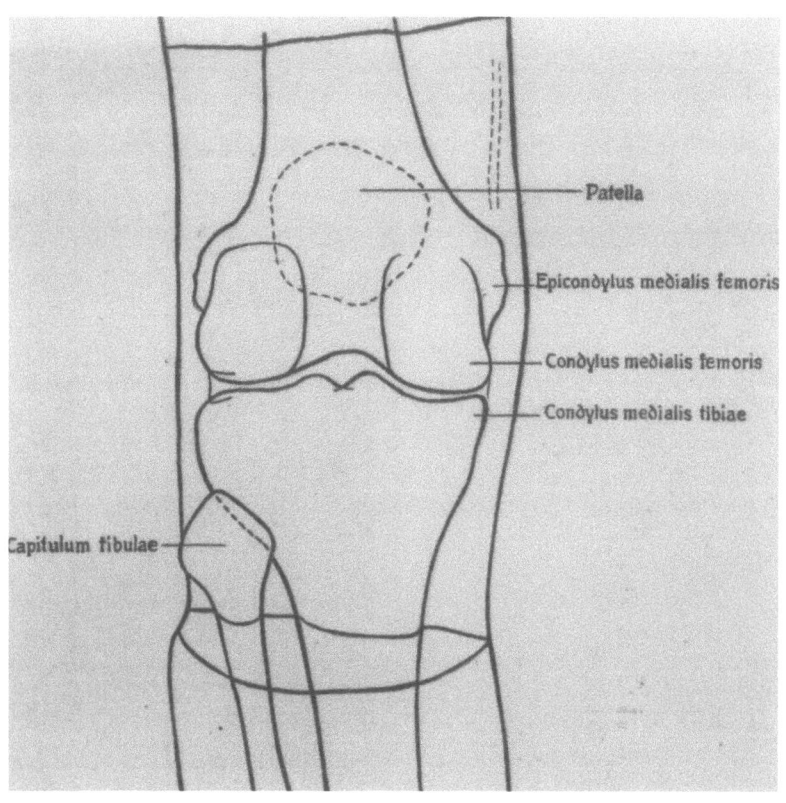

Abb. 104. Erklärung zu Abb. 100 und 101.

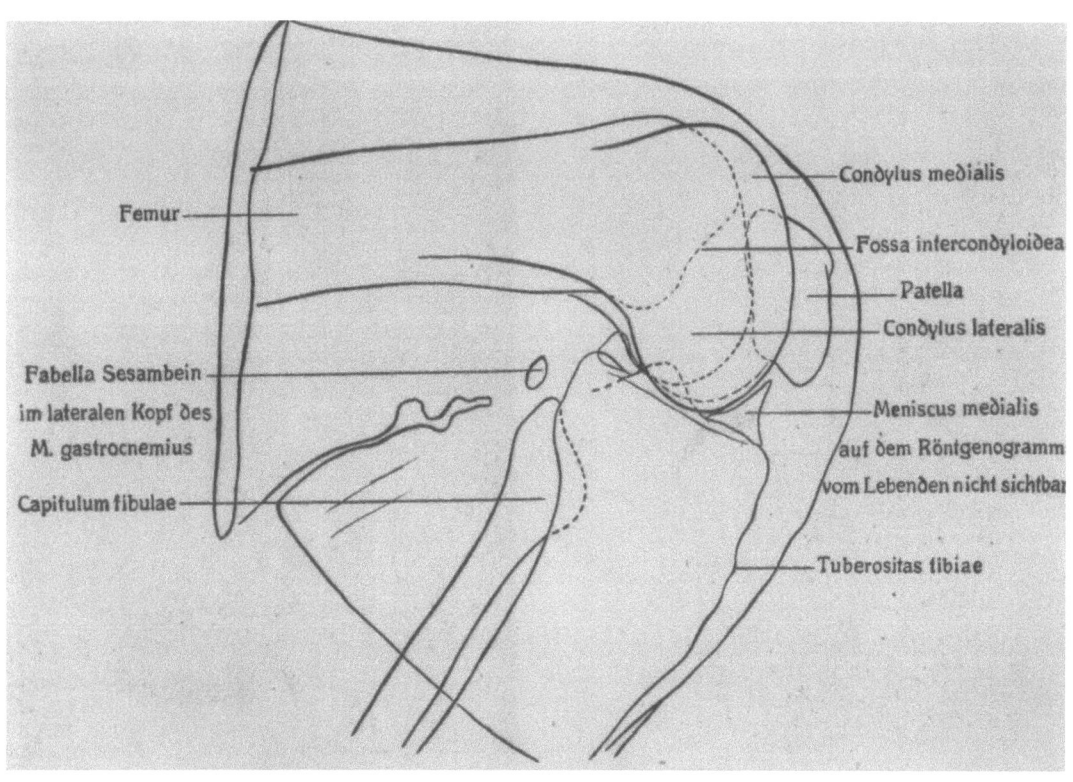

Abb. 105. Erklärung zu Abb. 102 und 103.

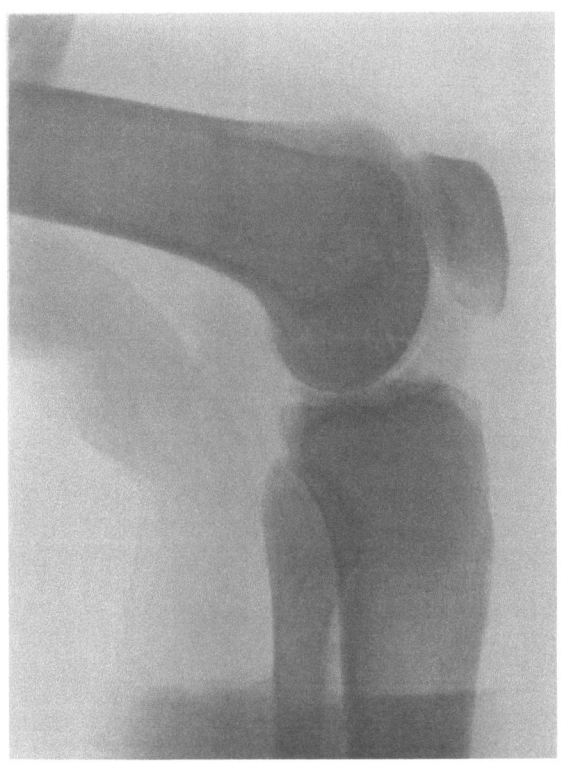

Abb. 106. Fibulo-tibiales Röntgenogramm eines Präparates vom halbgebeugten („spitzen") Knie.

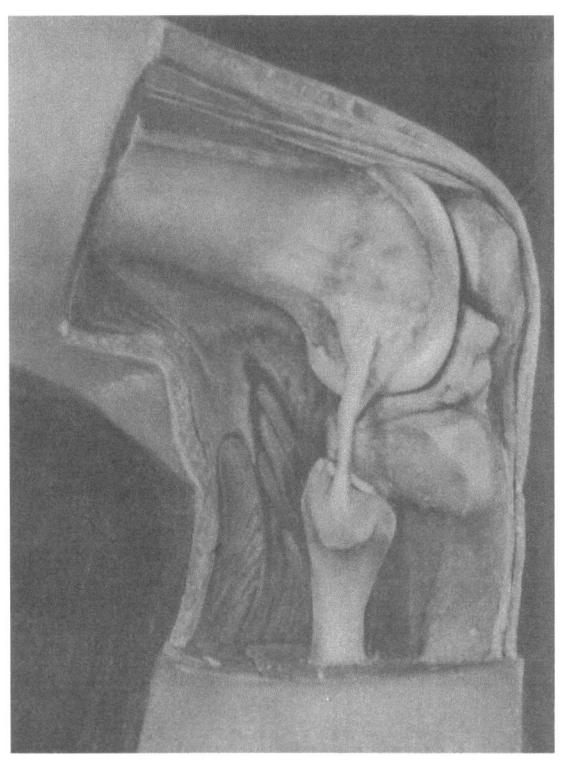

Abb. 107. Photogramm des Präparates der Abb. 106, in gleicher Perspektive.

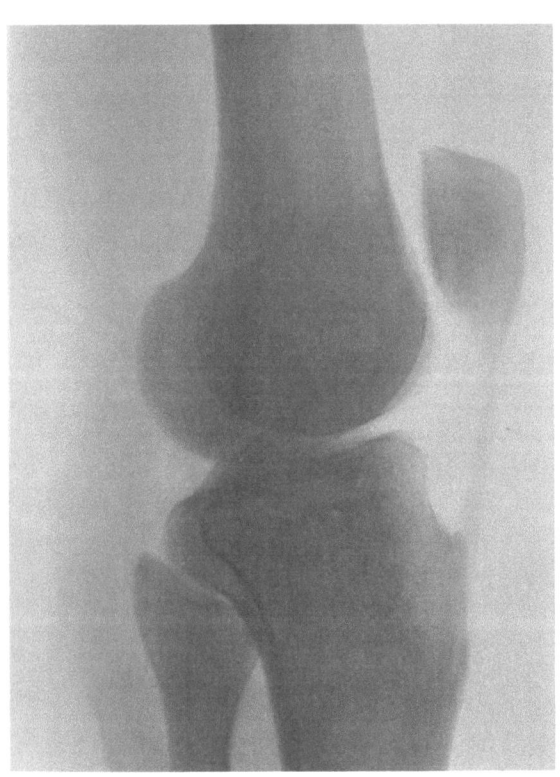

Abb. 108. Fibulo-tibiales Röntgenogramm von einem Präparat des gestreckten („flachen") Knies.

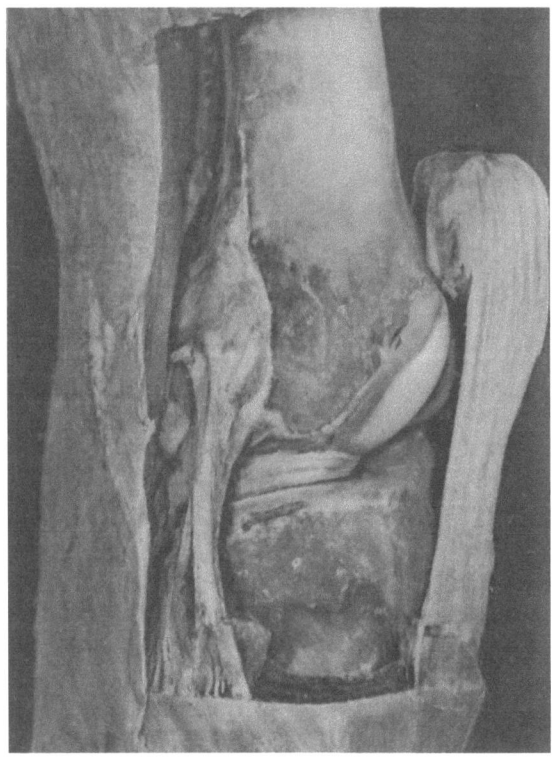

Abb. 109. Photogramm des Präparates der Abb. 108, in gleicher Perspektive.

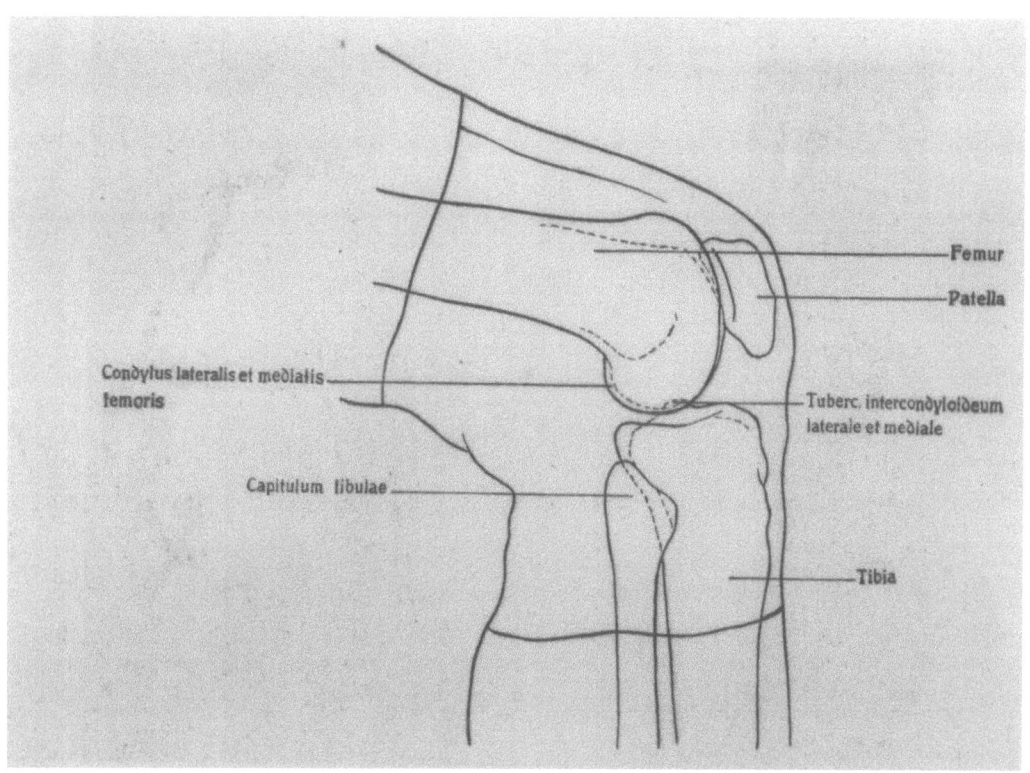

Abb. 110. Erklärung zu Abb. 106 und 107.

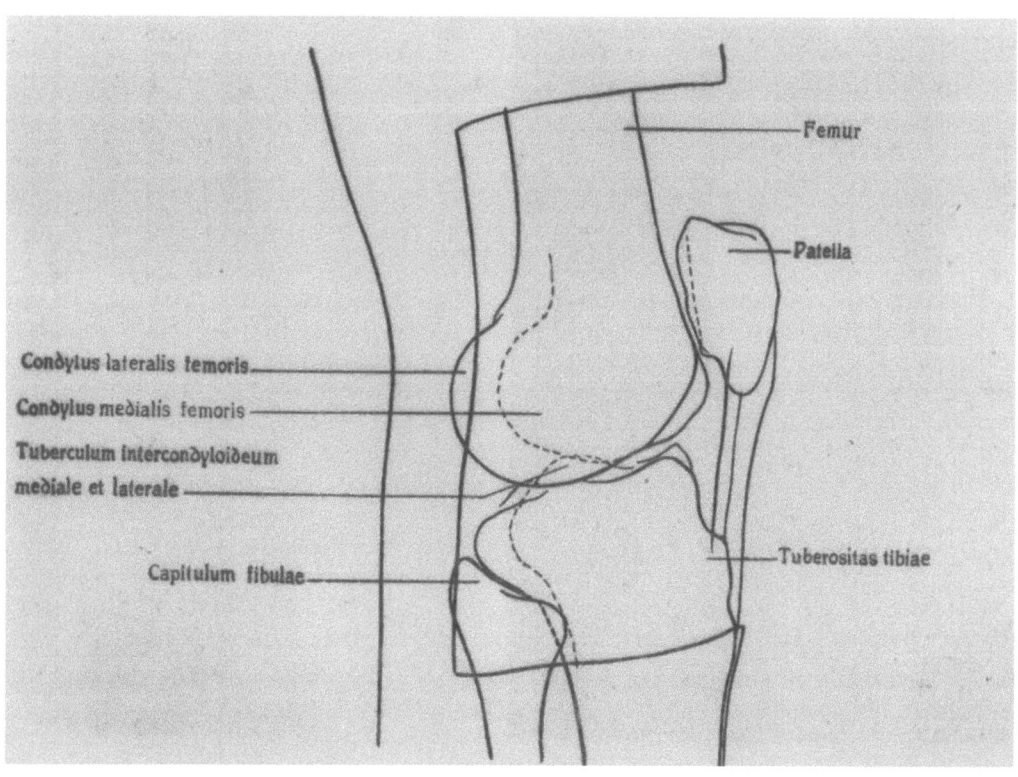

Abb. 111. Erklärung zu Abb. 108 und 109.

3. Fuß.

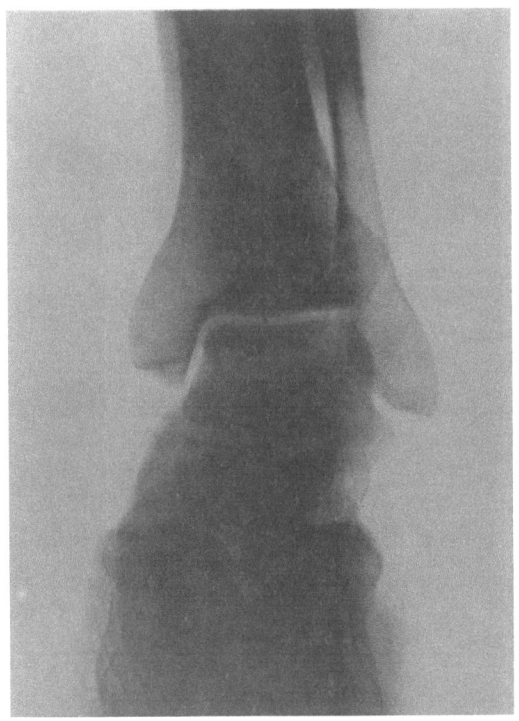

Abb. 112. Ventrodorsales Röntgenogramm von einem Präparat des oberen Sprunggelenkes.

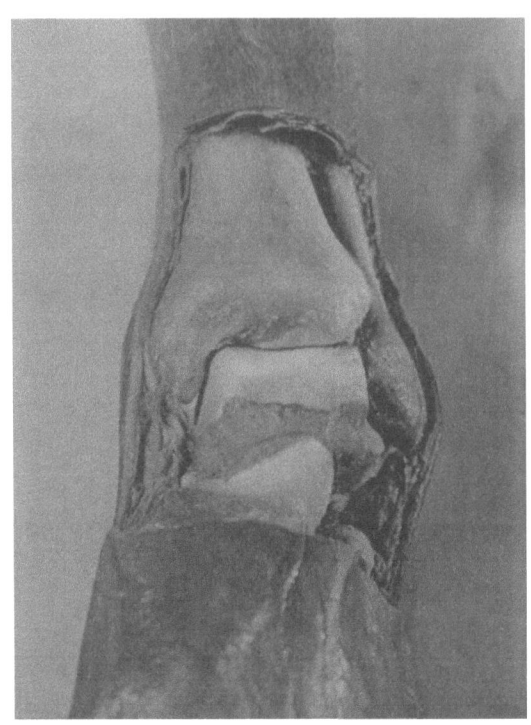

Abb. 113. Photogramm des Präparates der Abb. 112, in gleicher Perspektive.

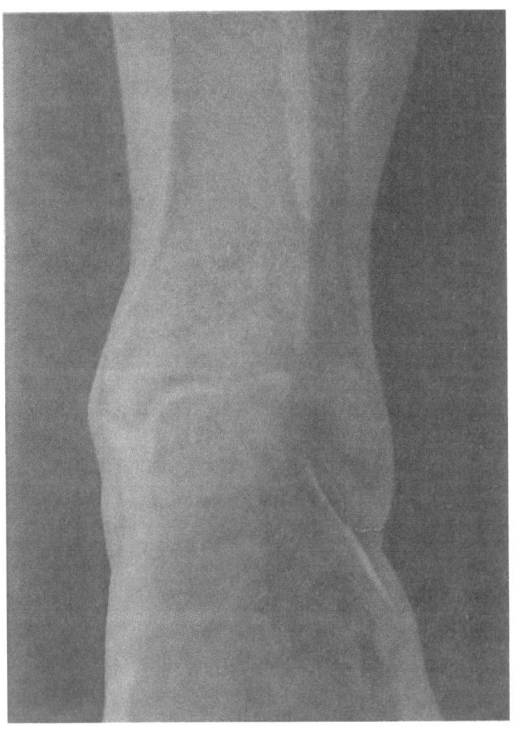

Abb. 114. Photogramm der Vorderseite des oberen Sprunggelenkes, mit einprojiziertem Röntgenbild.

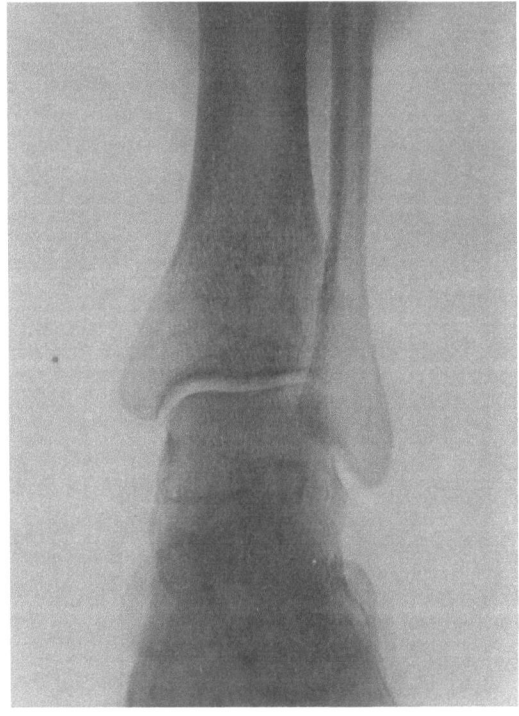

Abb. 115. Das Röntgenogramm der Abb. 114, für sich dargestellt.

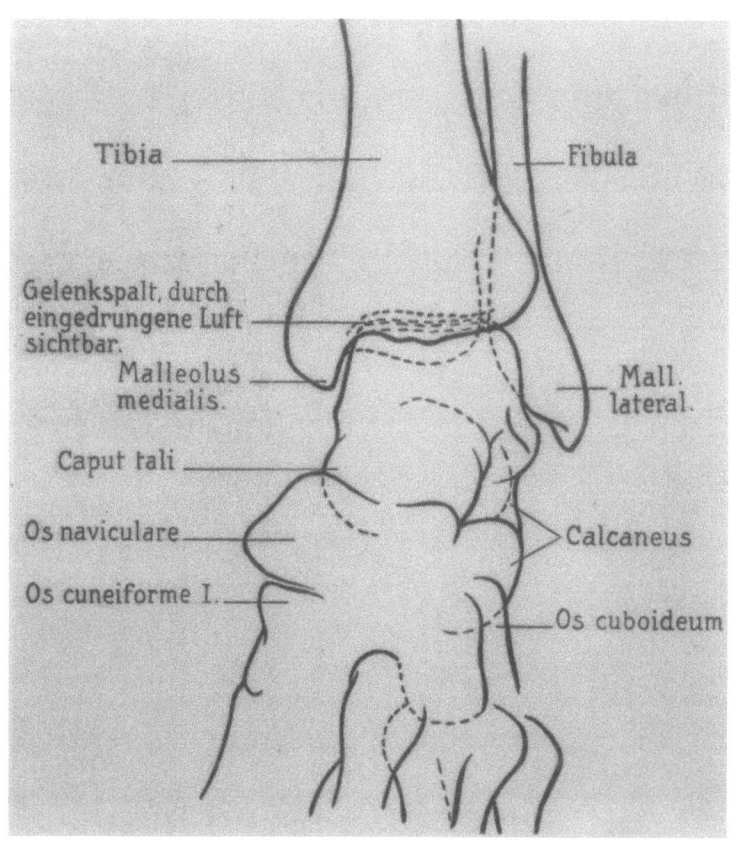

Abb. 116. Erklärung zu **Abb.** 112 und 113.

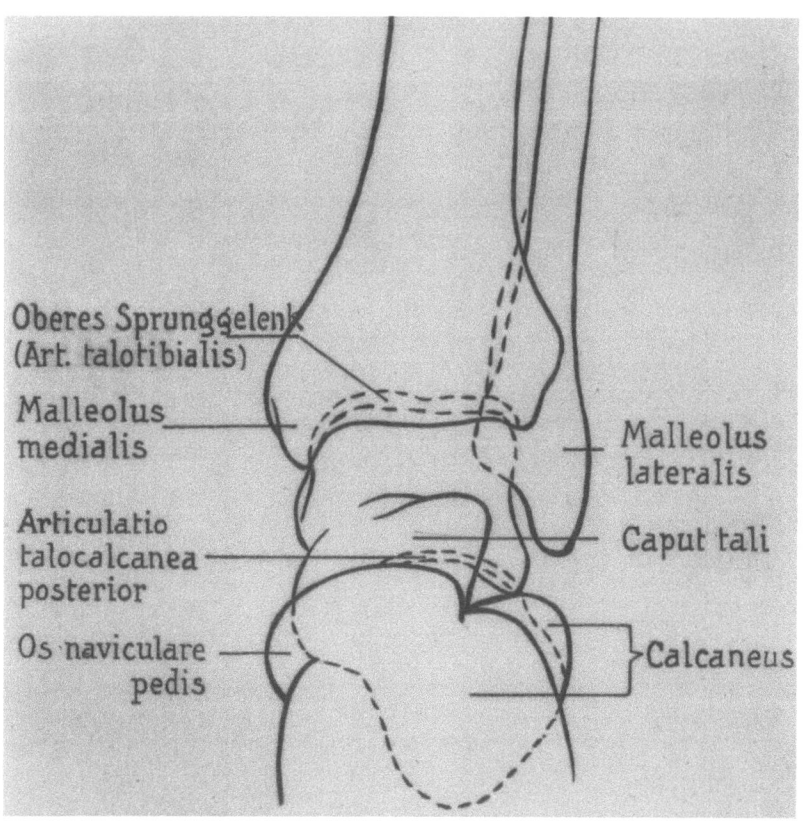

Abb. 117. Erklärung zu Abb. 114 und 115.

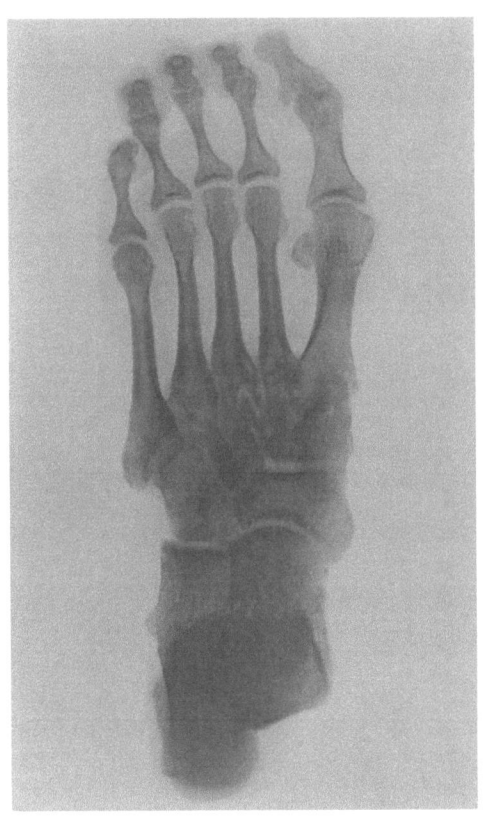
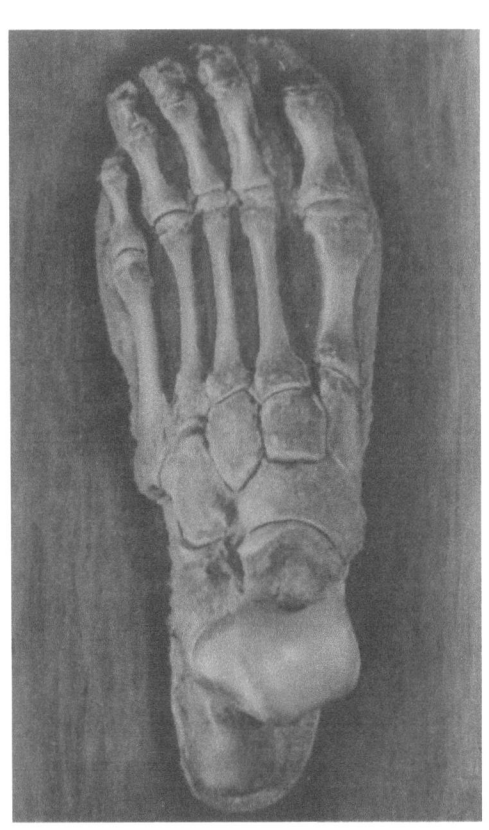

Abb. 118. Dorsoplantares Röntgenogramm eines Fußpräparates.

Abb. 119. Photogramm des Präparates der Abb. 118 in der gleichen Perspektive.

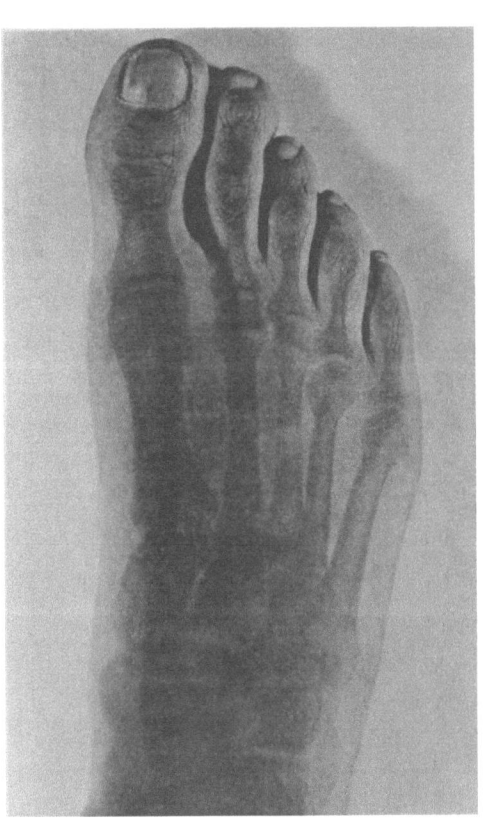
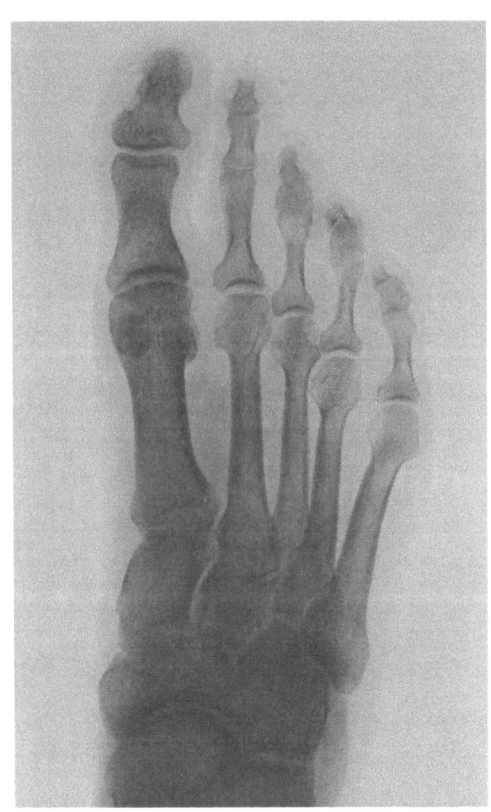

Abb. 120. Photogramm des Fußrückens von einem Lebenden, mit einprojiziertem Röntgenogramm.

Abb. 121. Das Röntgenogramm der Abb. 120 für sich dargestellt.

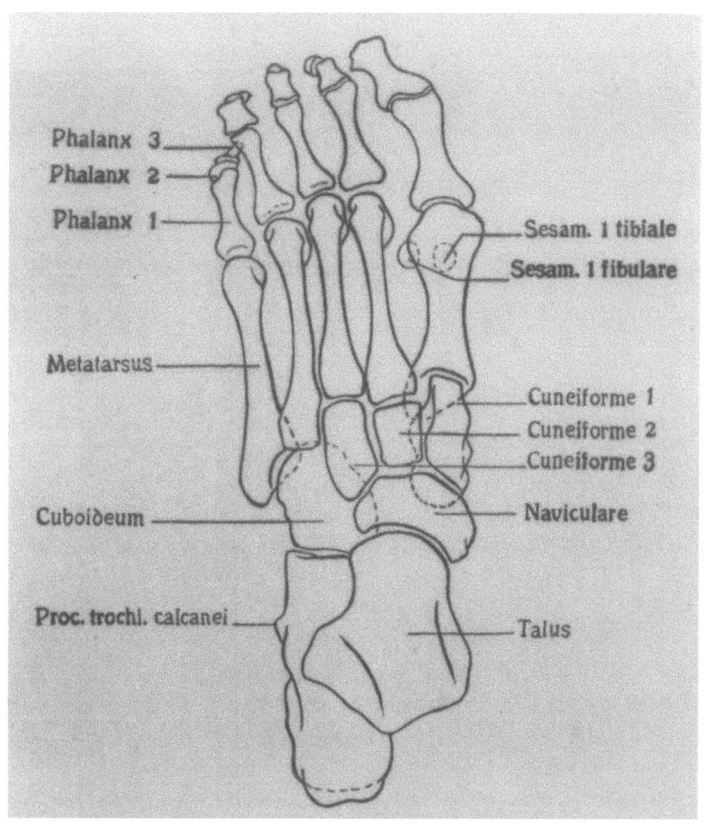

Abb. 122. Erklärung zu Abb. 118 und 119.

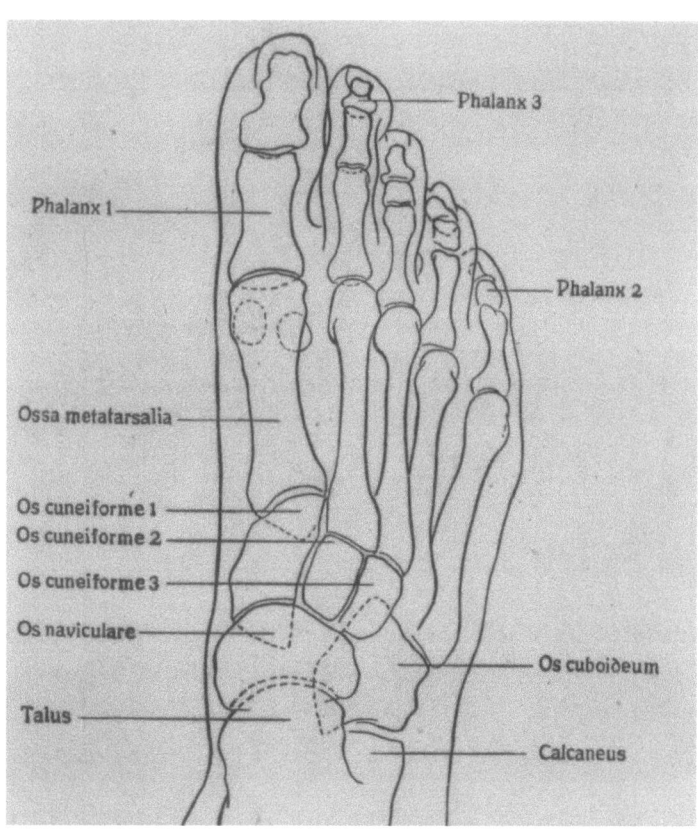

Abb. 123. Erklärung zu Abb. 120 und 121.

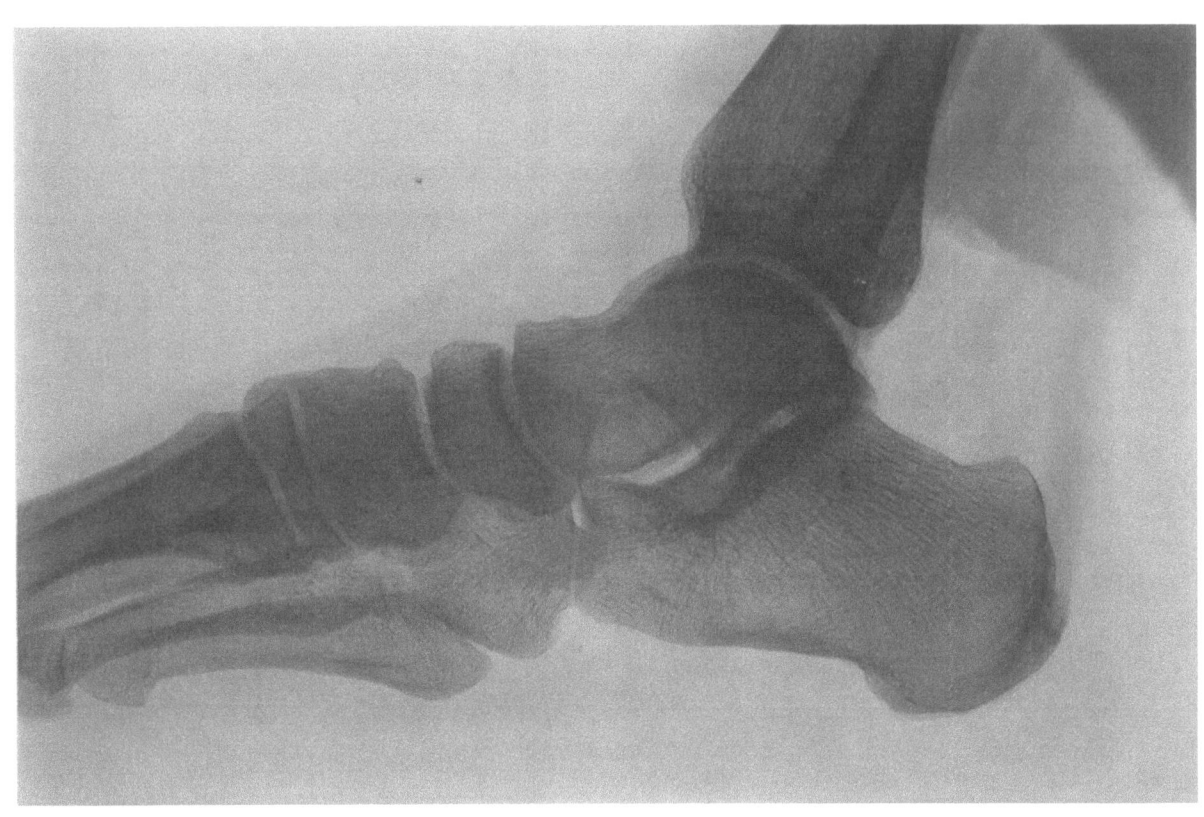

Abb. 124. Medio-laterales Röntgenogramm von einem Präparate des Fußes.

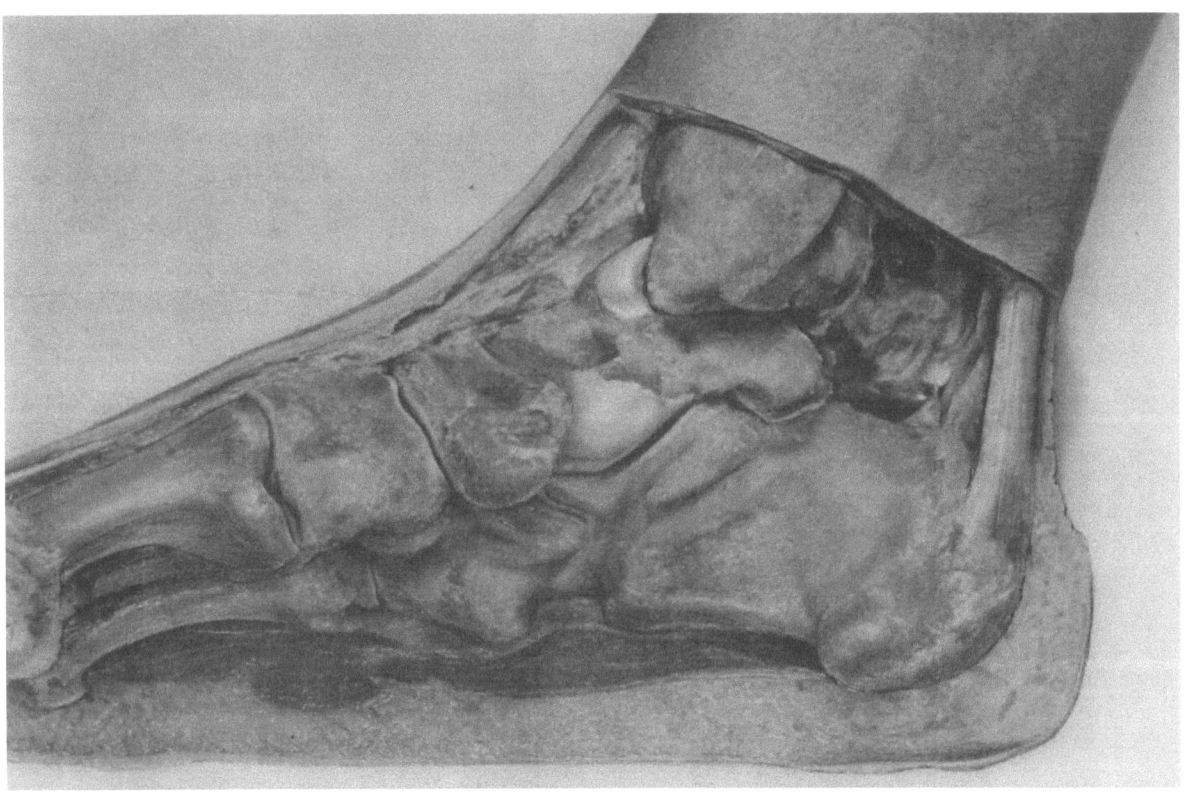

Abb. 125. Das Photogramm des Präparates der Abb. 124 in der gleichen Perspektive.

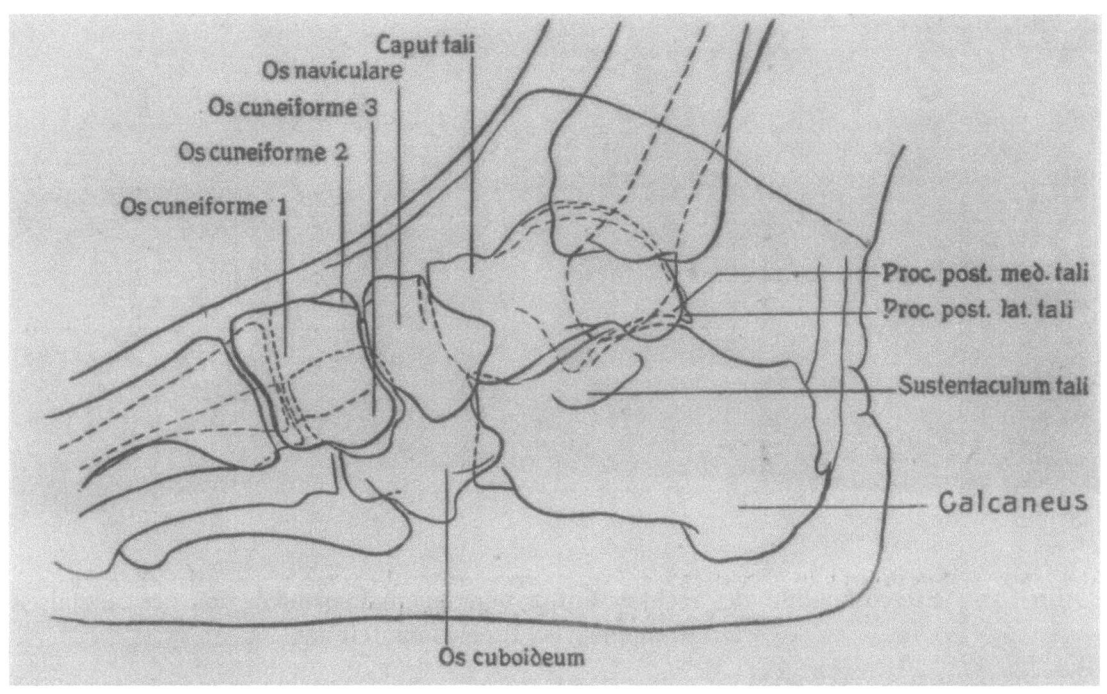

Abb. 126. Erklärung zu Abb. 124 und 125.

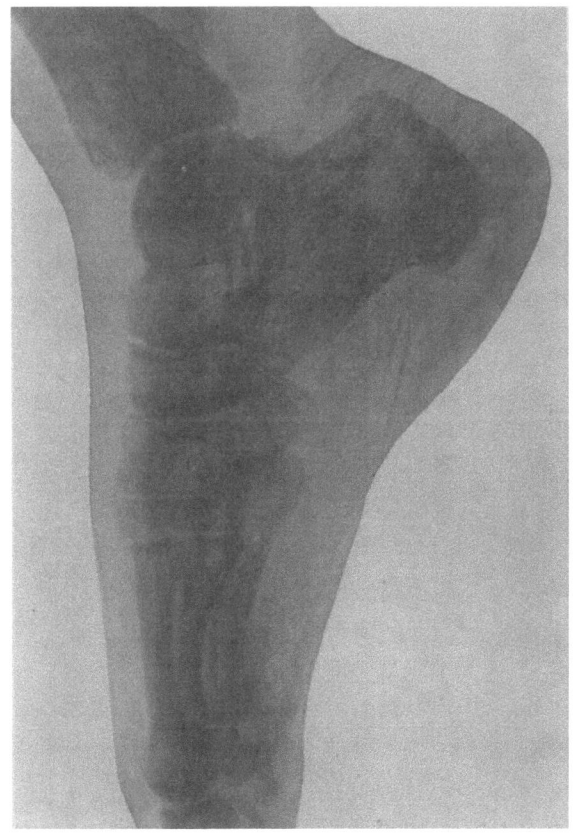

Abb. 127 Photogramm der Medialseite eines Fußes vom Lebenden, stark plantarflektiert, mit einprojiziertem Röntgenbild.

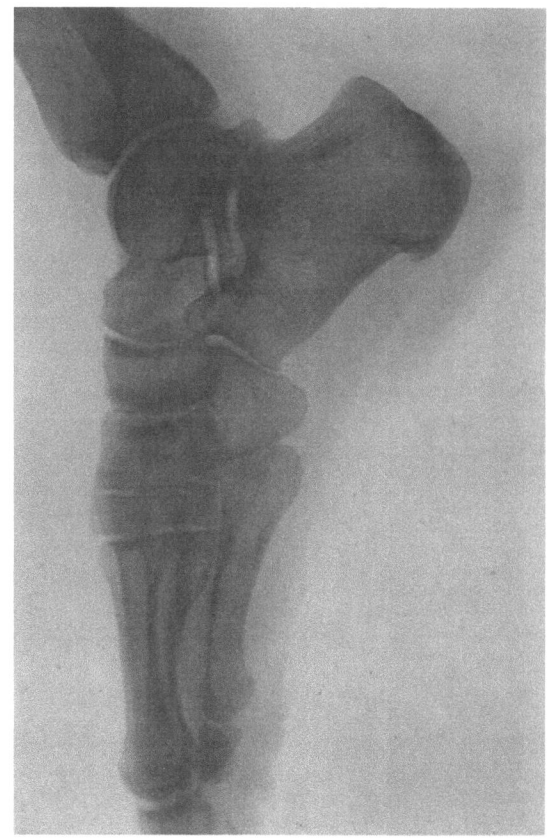

Abb. 128. Das Röntgenogramm der Abb. 127, für sich dargestellt.

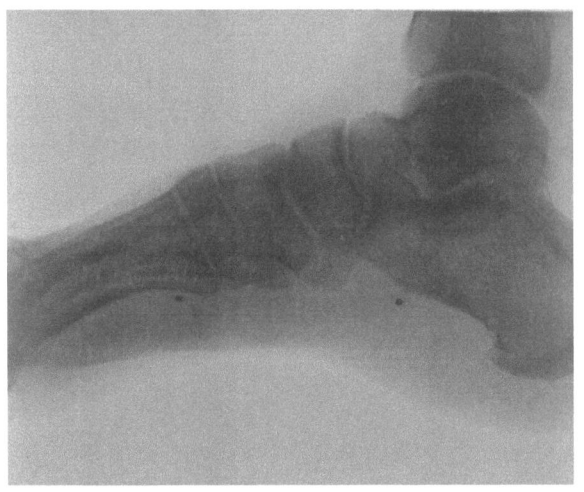 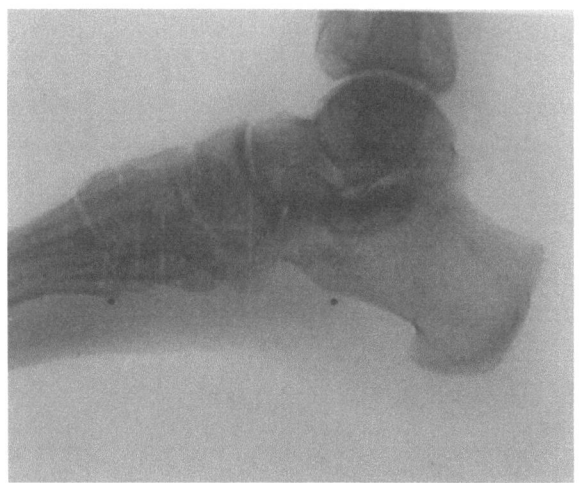

Abb 129. Stereoskopbild des rechten Fußes von einem Lebenden, von der Medialseite aus aufgenommen, in Pronationsstellung.

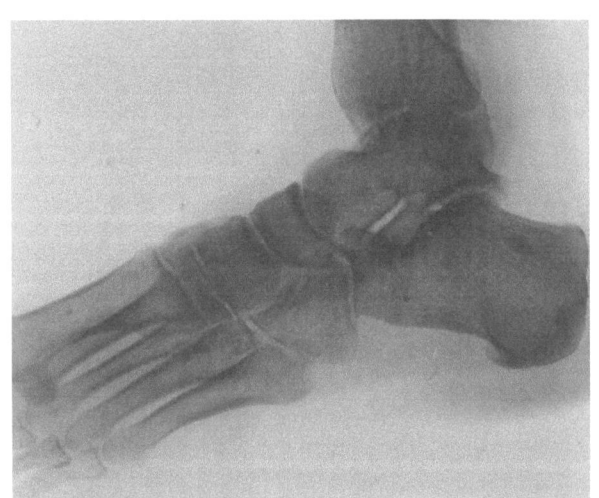 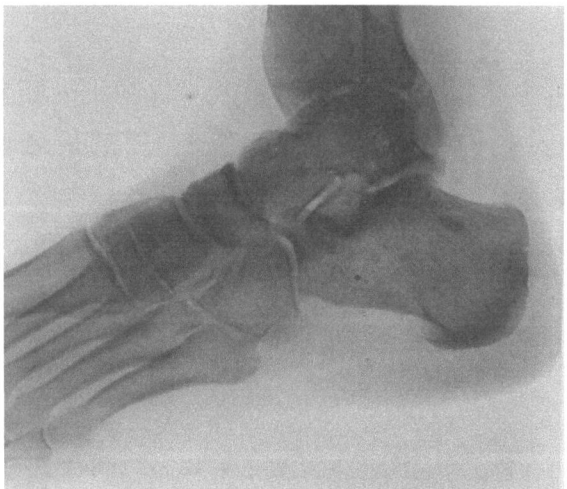

Abb. 130. Stereoskopbild des rechten Fußes von einem Lebenden, von der Medialseite aus aufgenommen, in Supinationsstellung.

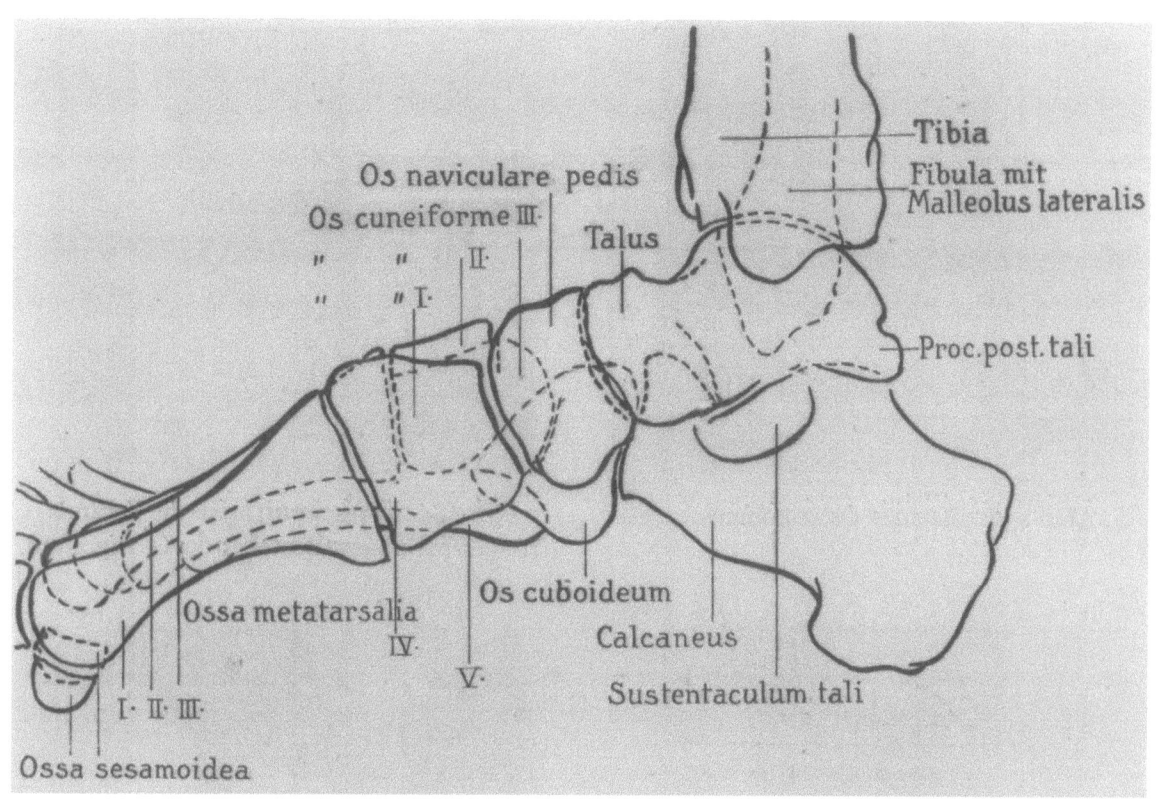

Abb. 131. Erklärung zu Abb. 129.

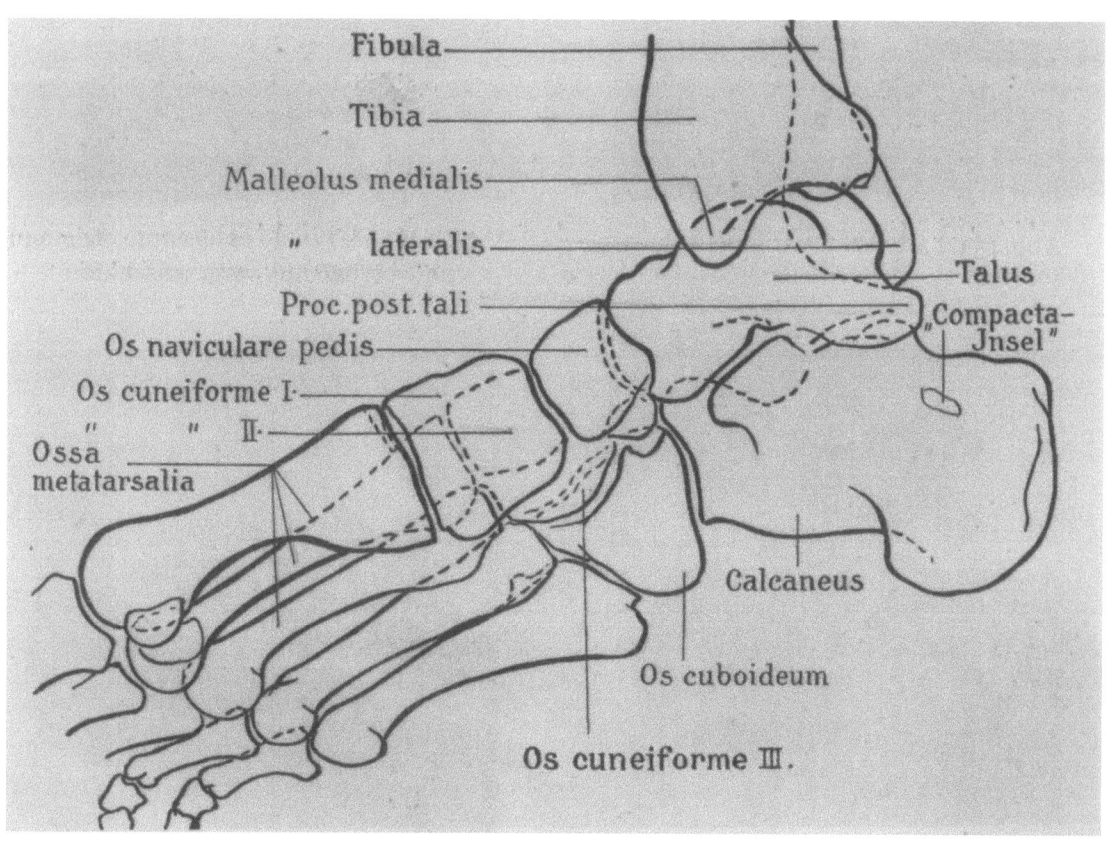

Abb. 132. Erklärung zu Abb. 130.

Die Variationserscheinungen am Fußskelet.

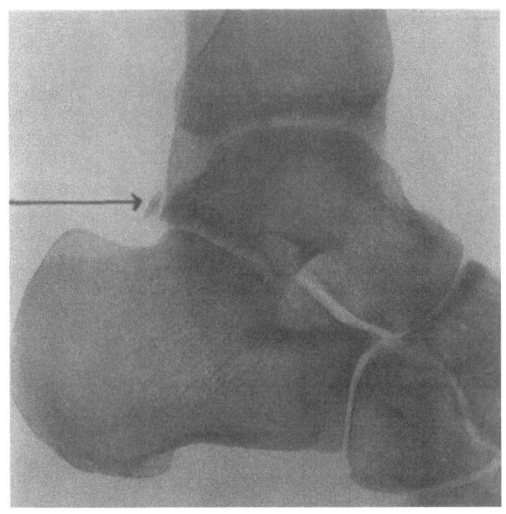

Abb. 133. Kleines Os trigonum.

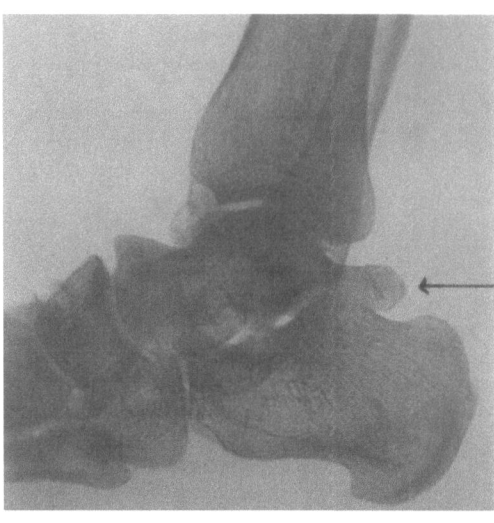

Abb. 134. Typische arthritische Veränderungen bei langem Bestehen des Os trigonum.

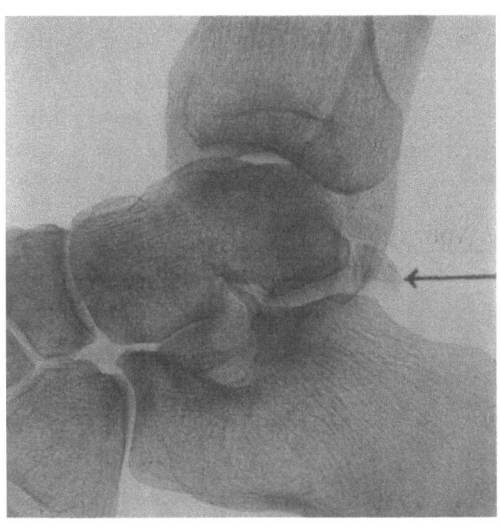

Abb. 135. Großes Os trigonum.

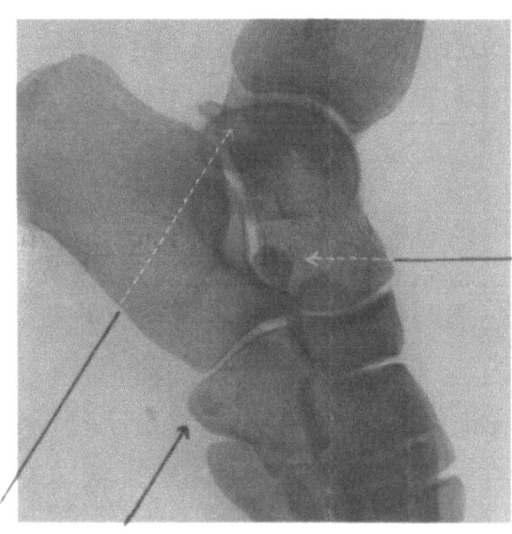

Abb. 136. Os tibiale externum, trigonum und peroneum, vergesellschaftet.

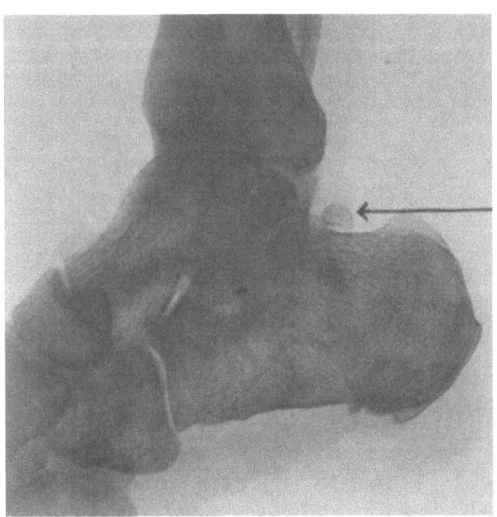

Abb. 137. Trigonum „abgewandert"; arthritische Veränderungen, Certeriosklerose.

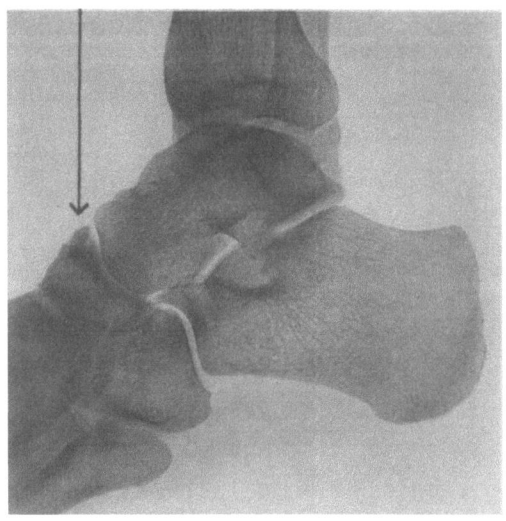

Abb. 138. Os supranaviculare.

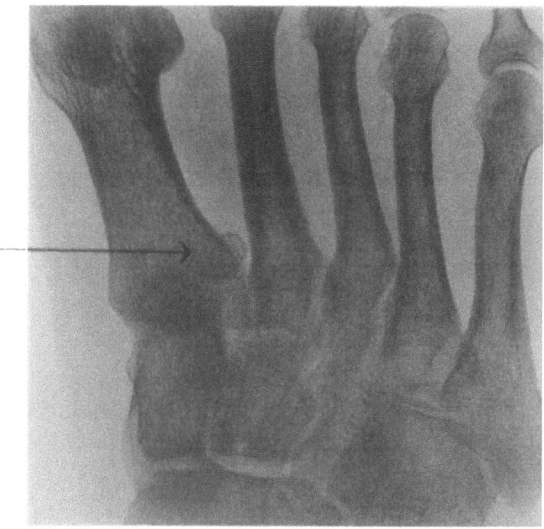

Abb. 139. Os intermetatarseum dorsale.

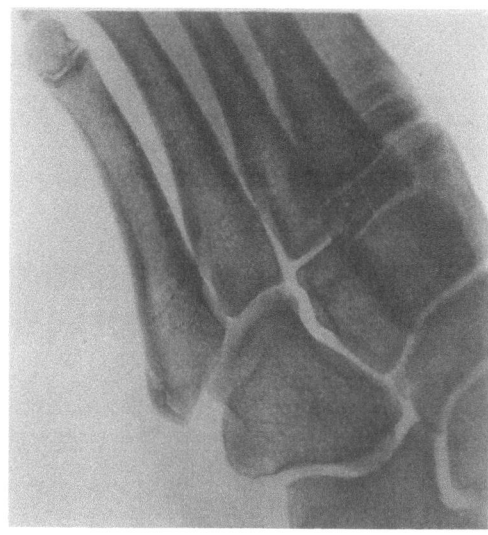

Abb. 140. „Os Vesalianum" als apophysäre Ossifikationsschale seitlich der Basis des Metatarsale V aufsitzend (jugendlich).

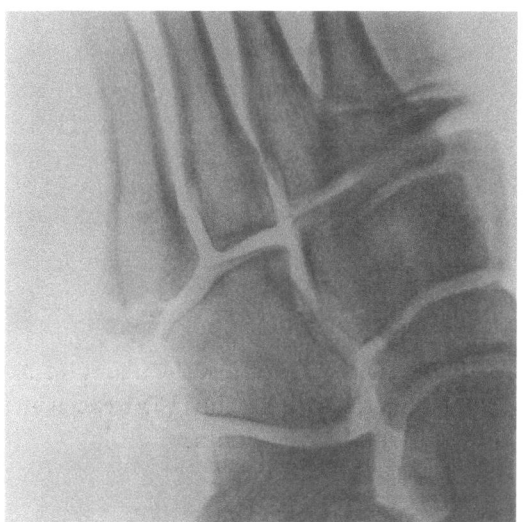

Abb. 141. „Os Vesalianum" als apophysäre Ossifikationsschale an der Spitze der Tuberositas oss. metat. V (jugendlich).

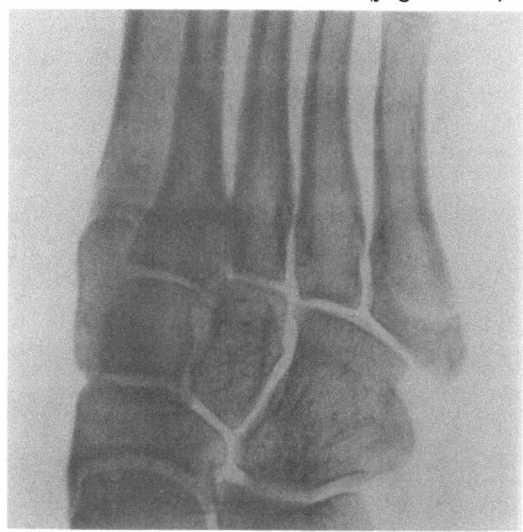

Abb. 142. Bruch des os metat. V zum Vergleich mit den vorhergehenden Bildern.

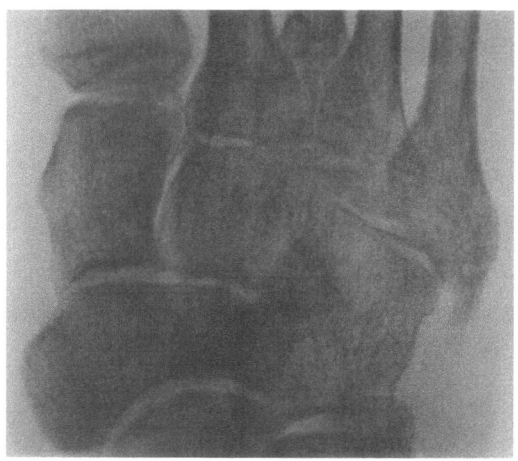

Abb. 143. „Os Vesalianum" beim Erwachsenen.

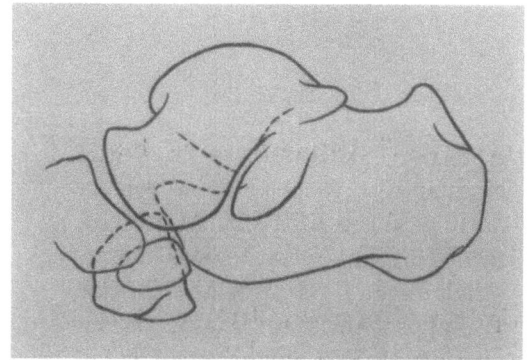

Abb. 144. Freies os cuboides secundarium.

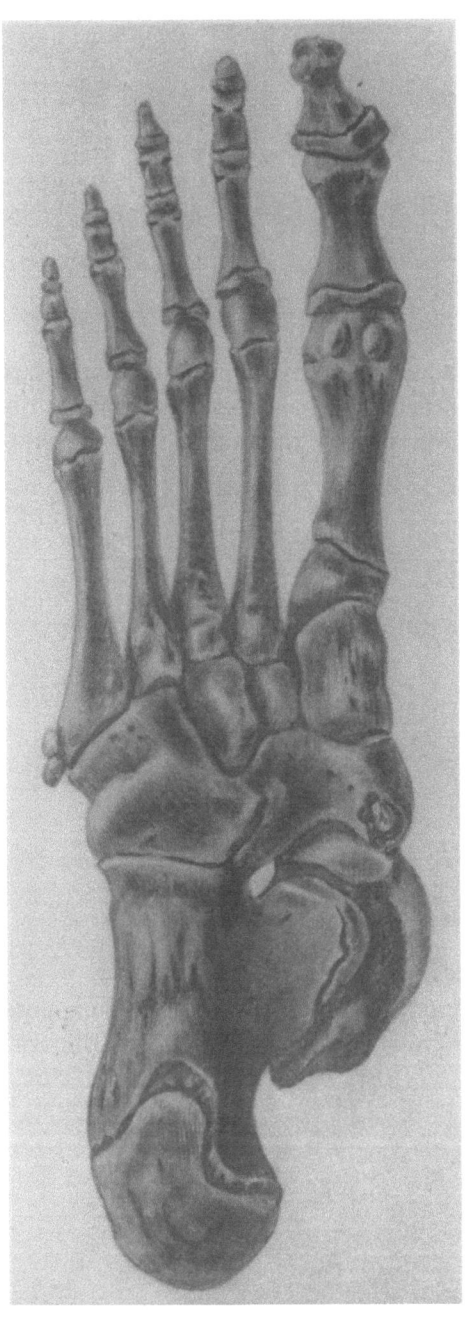

Abb. 145. Skeletpräparat vom Fuß eines 18 jähr. jungen Mannes von abnorm geringer Körperlänge (142 cm) mit Häufung von Variationserscheinungen: Os tibiale externum (Epiphyse am Naviculare), Os sustentaculi (Pseudoepiphyse am Sustentac. tali des Calcaneus), Coalescentia cubuideo-navicularis (durch Os cuboides secundarium), Os Vesalianum am Metat. V. Pseudoepiphysenbildung am Capit. Oss. metat. I. Capit. Phalang. I. 1, 2, 3, 4, Phalang. II. 2, 3, 4.

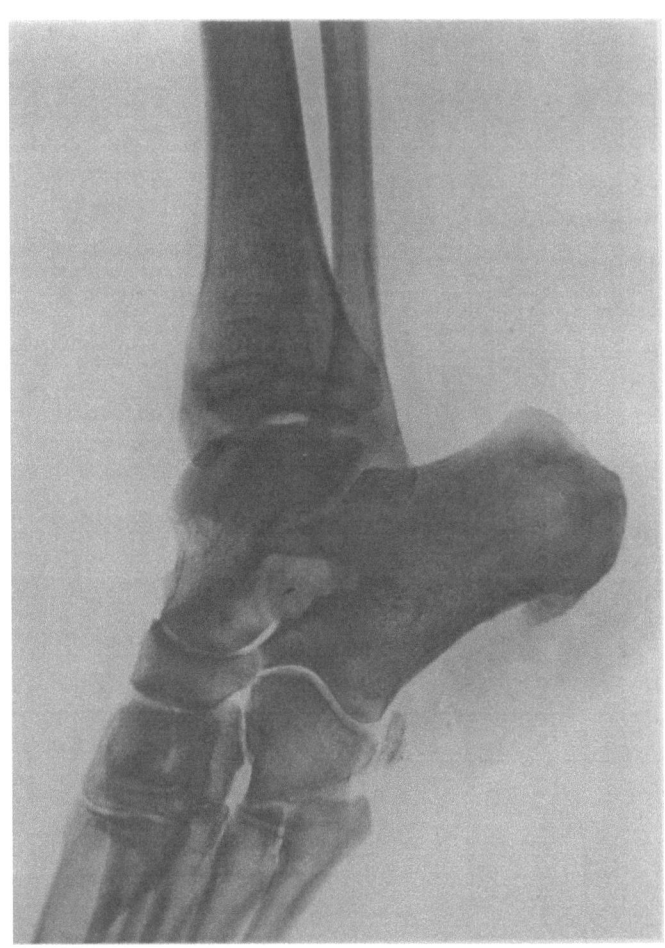

Abb. 146. Coalescentia calcaneo-navicularis (durch Calcaneus secundarius bedingt) beim Erwachsenen außerdem Os peroneum.

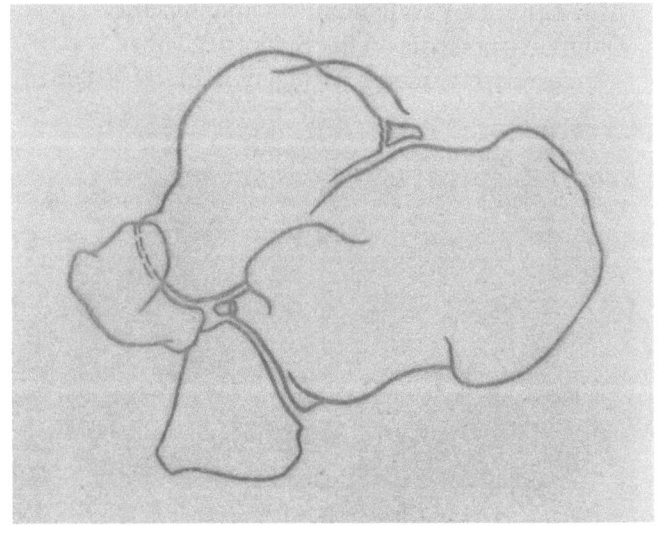

Abb. 147. Freier „Calcaneus secundarius", außerden Os trigonum.

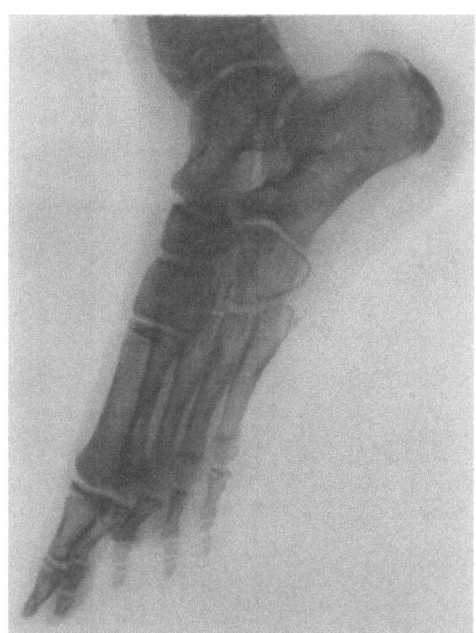 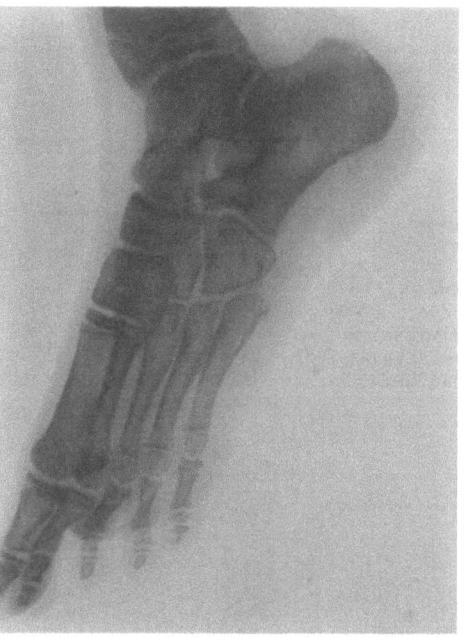

Abb. 148. Synchondrosis calcaneo navicularis, auf Grund eines vom Calcaneus assimilierten calcaneus secundarius bei einem Mädchen von 10 Jahren und 139 cm Größe, führt zu einem Zustand wie auf Abb. 145 beim Erwachsenen.

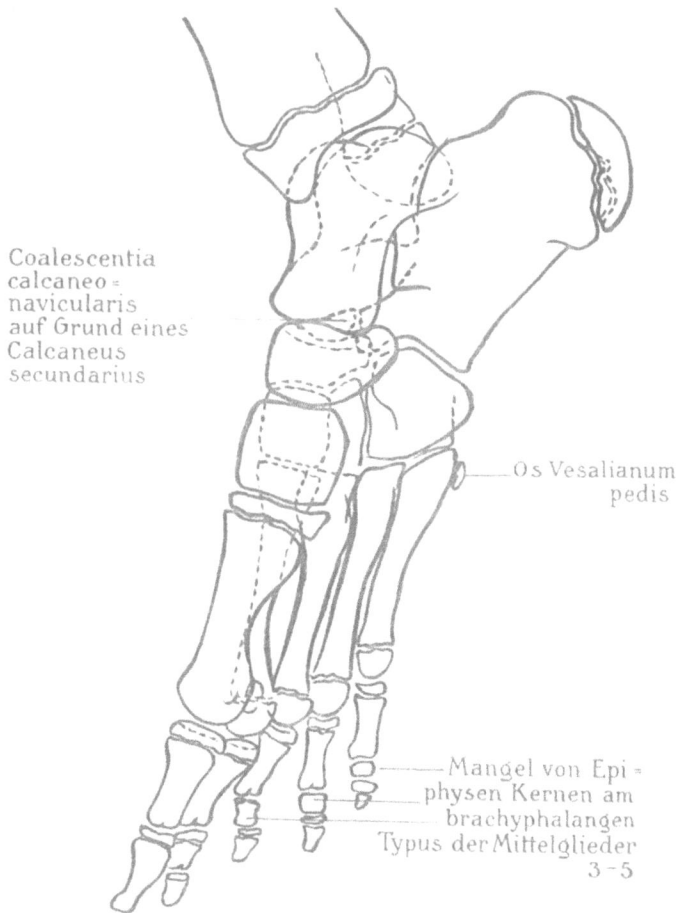

Abb. 149. Erklärung zu Abb. 148.

VI. Die Verknöcherung.

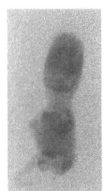

Abb. 150.
Noch keine Knochenbildung.

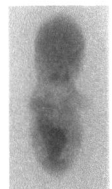

Abb. 151.
Embryo, 6. Woche. Ossifikation in der Clavicula u. Mandibula.

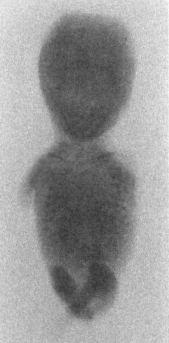

Abb. 152. Ende des 2. Monats.

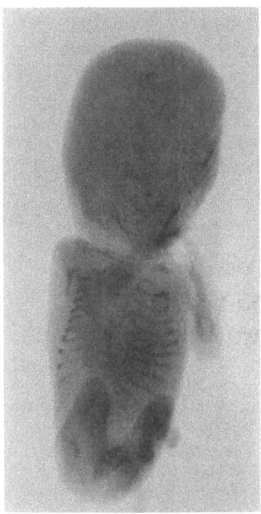

Abb. 153. 3. Monat.

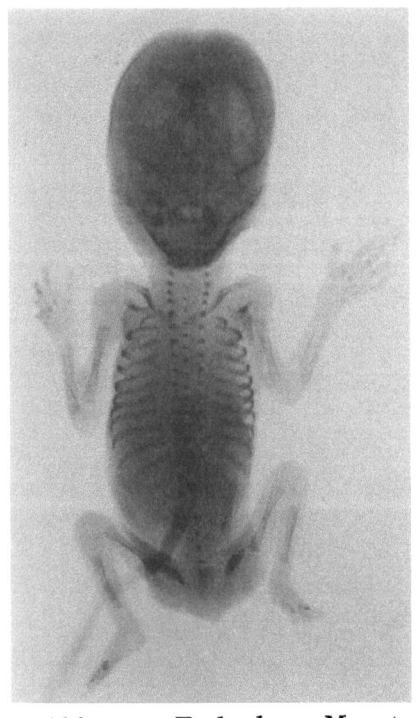

Abb. 154. Ende des 3. Monats.

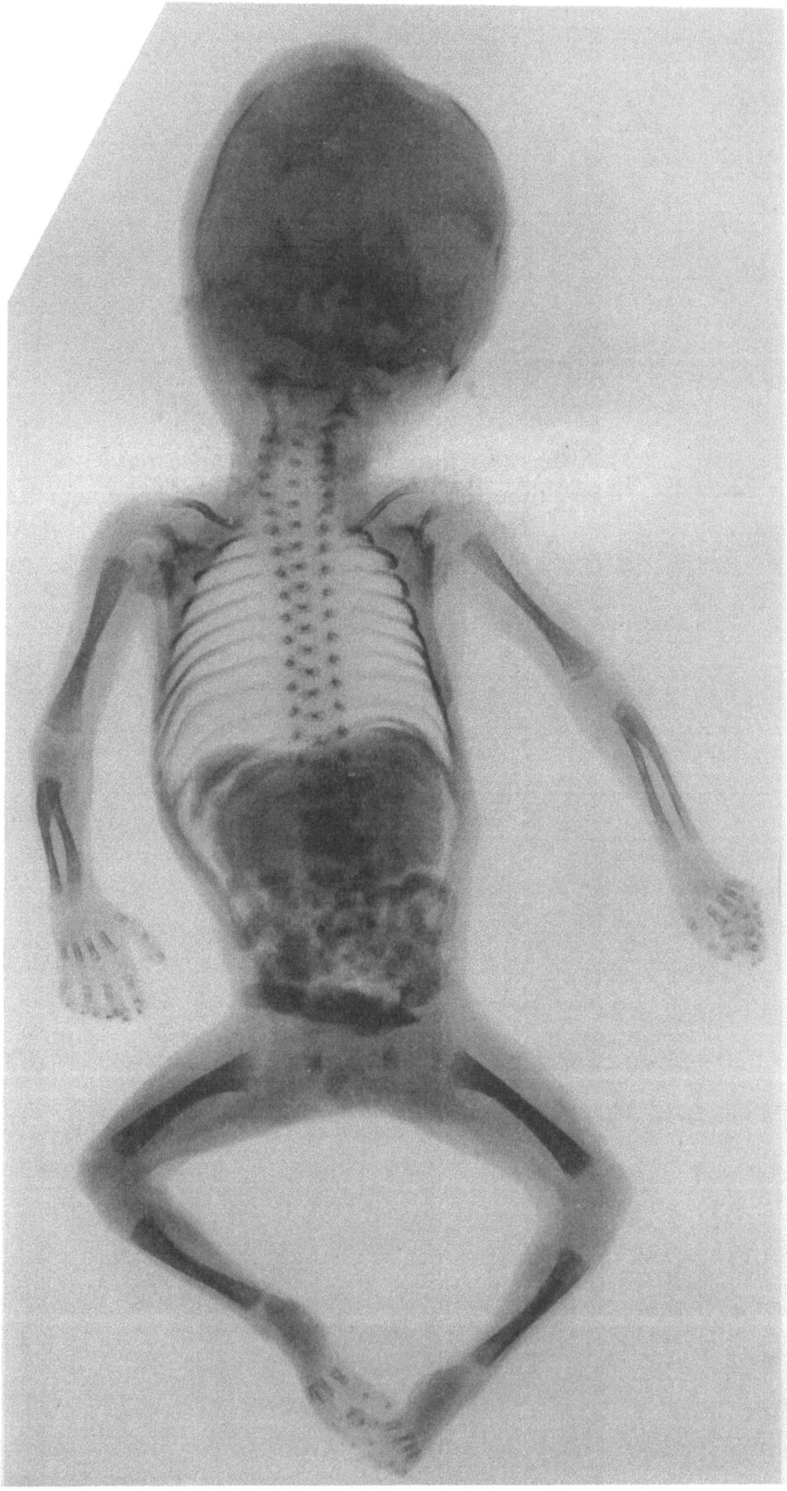

Abb. 155. Ende des 4. Monats.

(Abb. 150—155 natürl. Größe.)

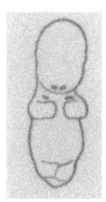

Abb. 156.
Erklärung zu
Abb. 151.

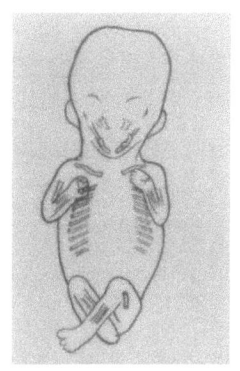

Abb. 157.
Erklärung zu Abb. 152.

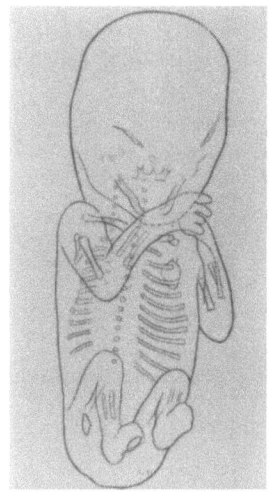

Abb. 158.
Erklärung zu Abb. 153.

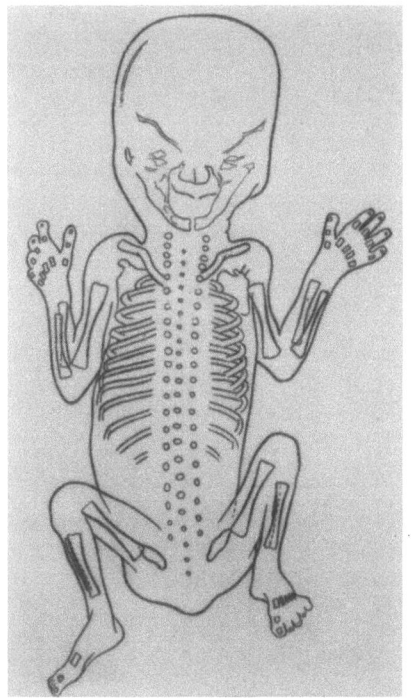

Abb. 159. Erklärung zu Abb. 154.

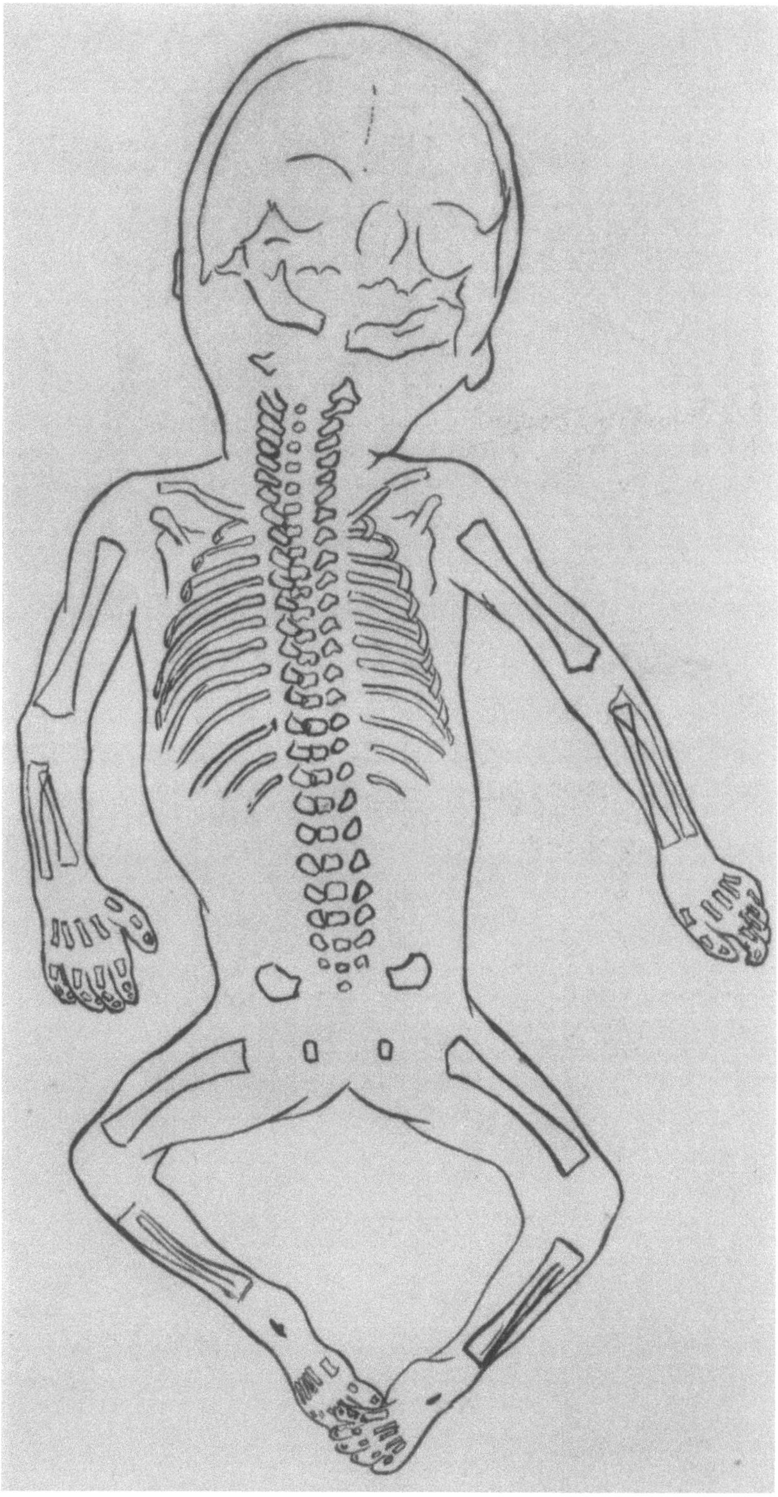

Abb. 160. Erklärung zu Abb. 155.

(Abb. 156—160 natürl. Größe.)

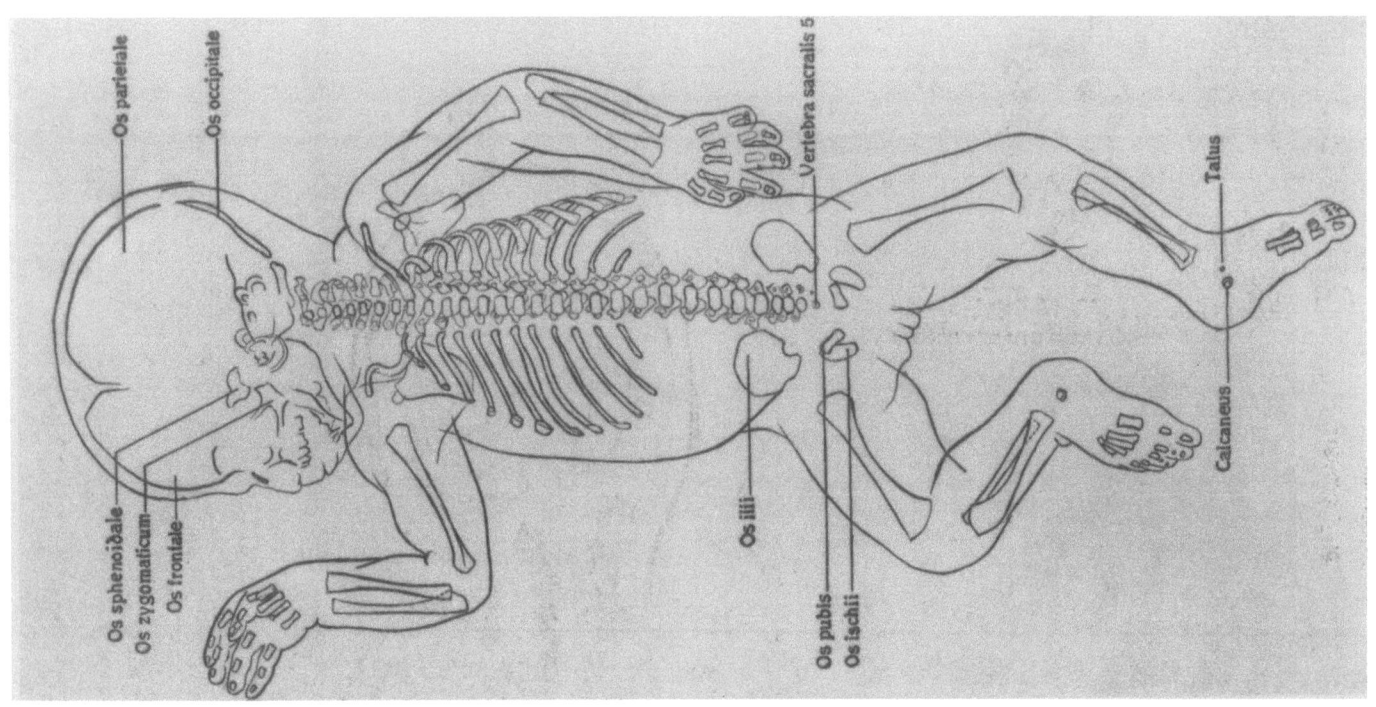

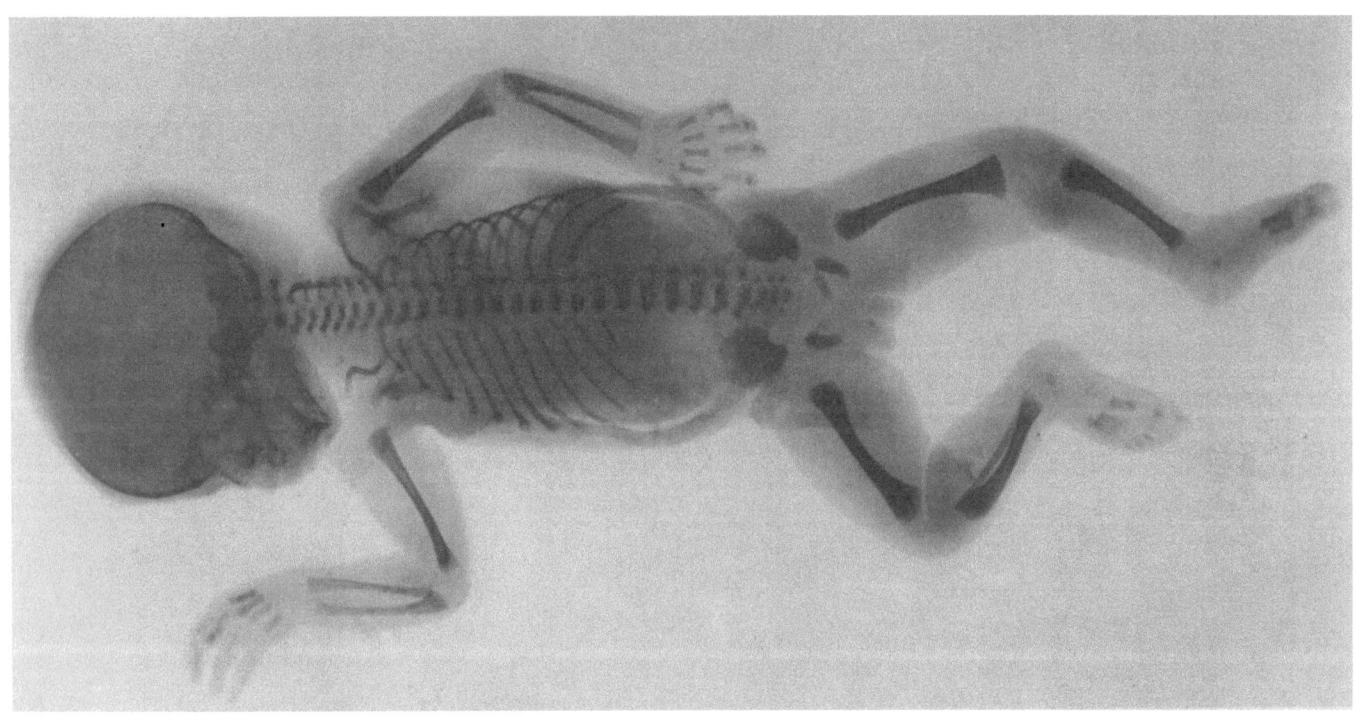

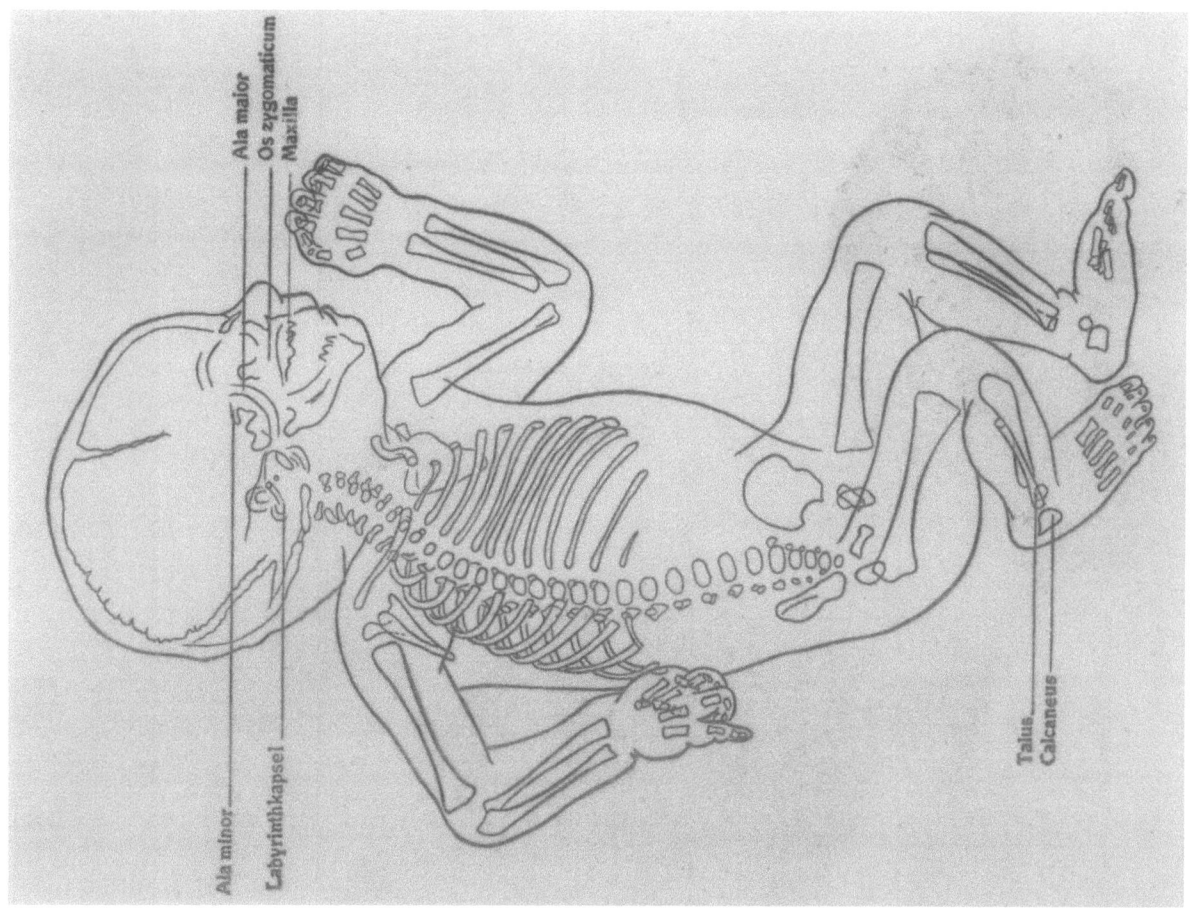

Abb. 164. Erklärung zu Abb. 163.

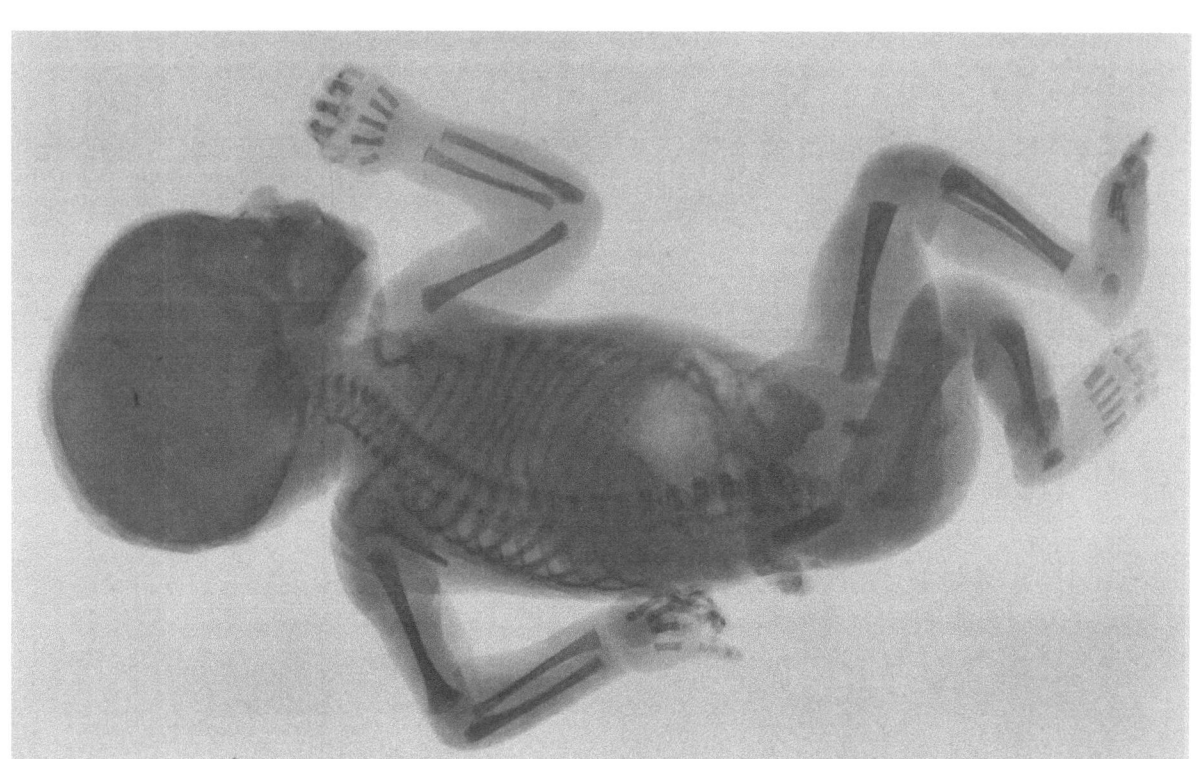

Abb. 163. Ende des 7. Monats.

(Abb. 163 u. 164 etwa ½ der natürlichen Größe.)

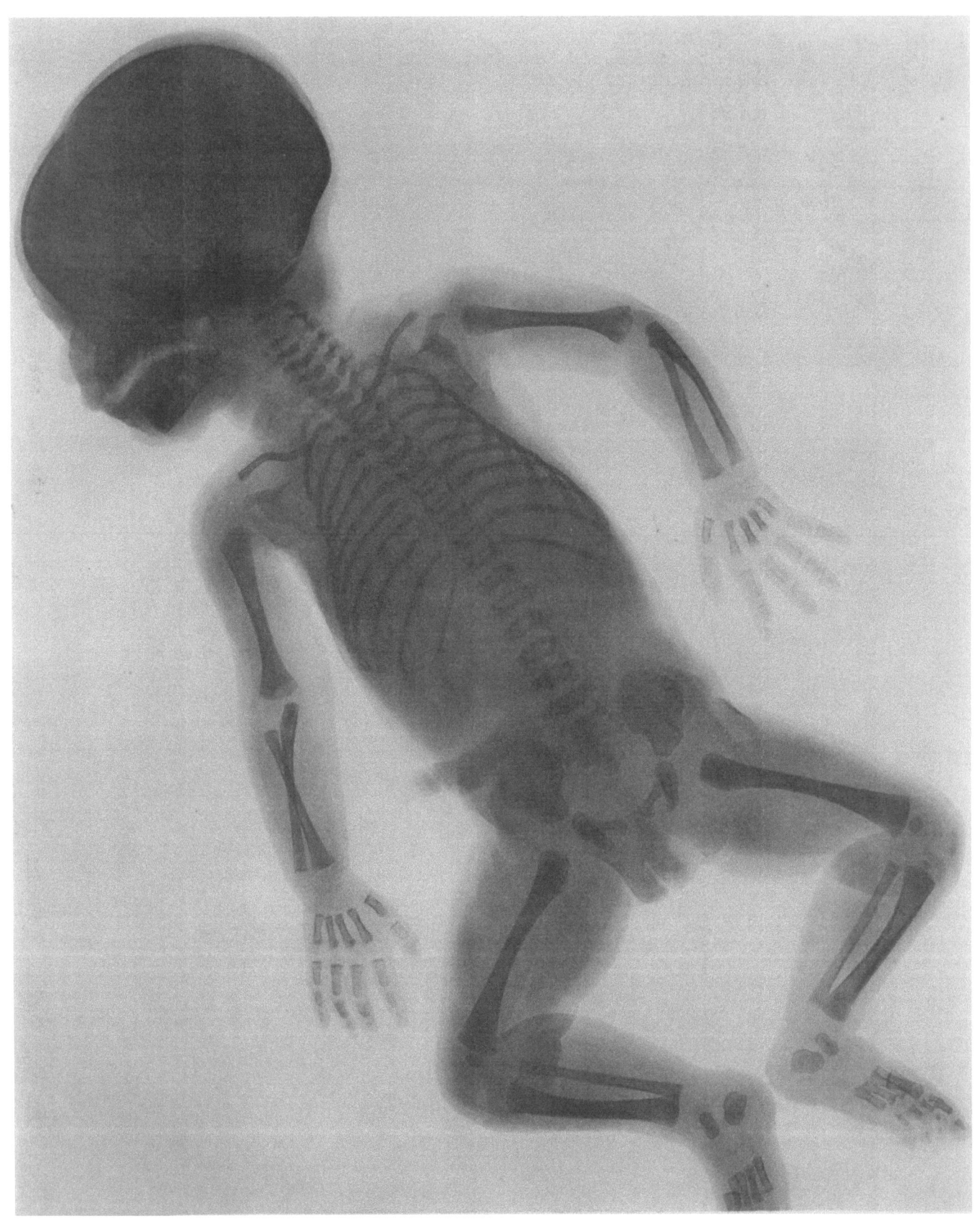

Abb. 165. Ein etwas übertragenes Neugeborenes (10 Monate).

(Etwa ½ der natürlichen Größe.)

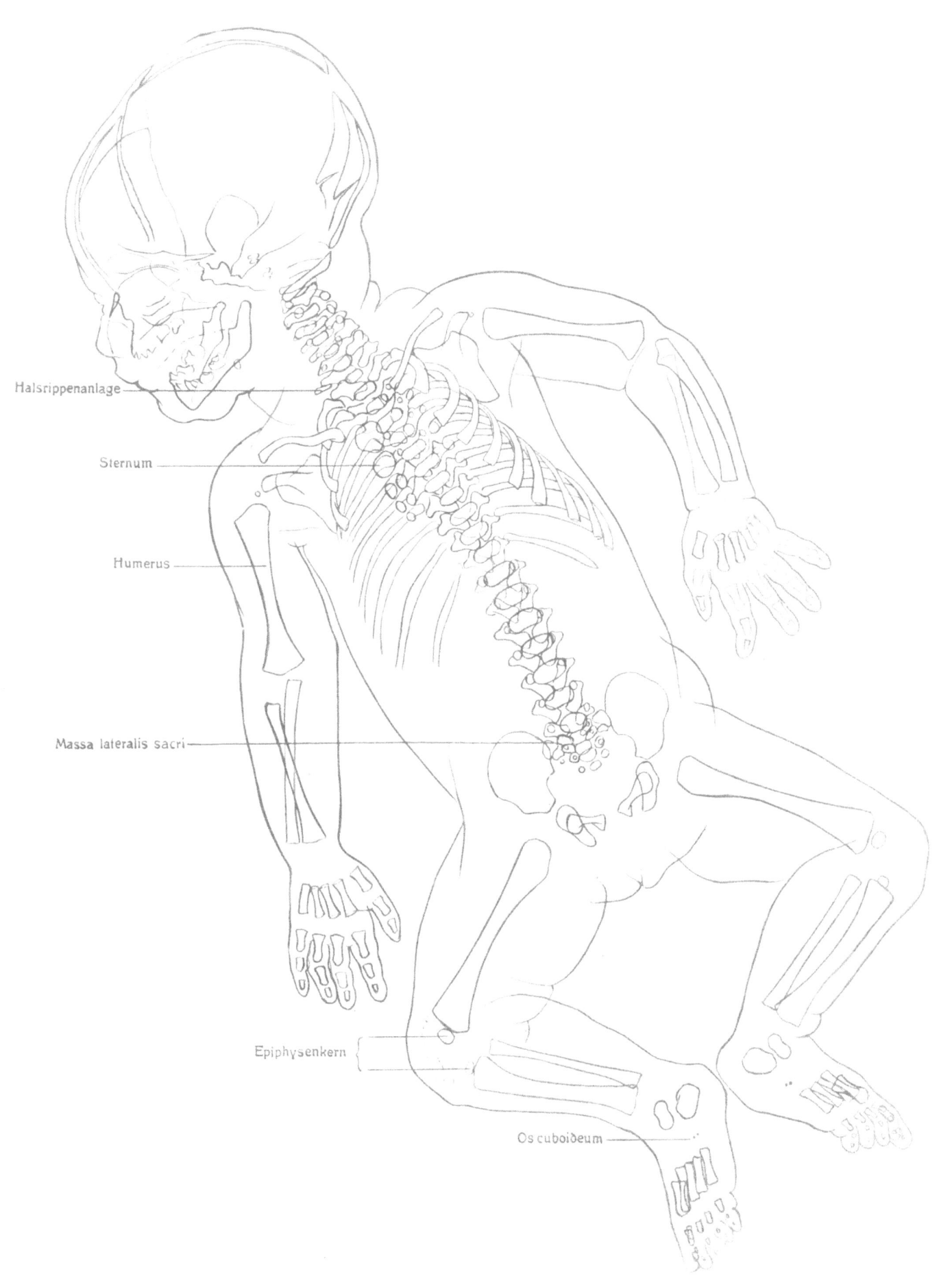

Abb. 166. Erklärung zu Abb. 165.
(etwa ½ der natürl. Größe.)

Verknöcherung der Hand. Vergleich des Zustandes bei Mädchen und Knaben.

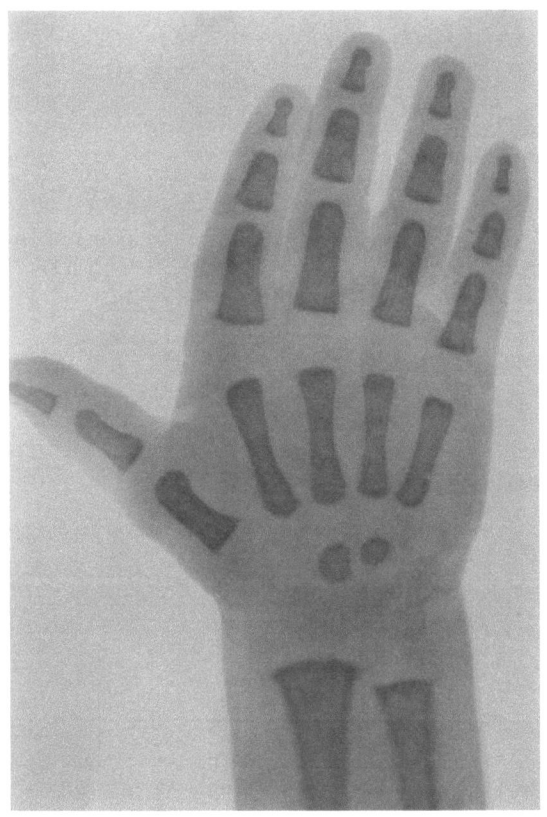

Abb. 167. Mädchen, 7 Monate alt, 66 cm groß. Capitatum und Hamatum.

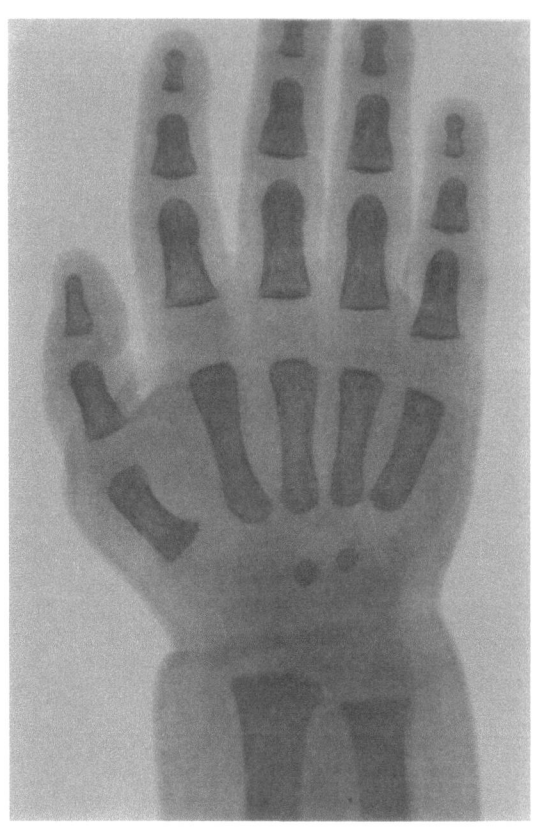

Abb. 168. Knabe, 6 Monate alt, 62 cm groß.

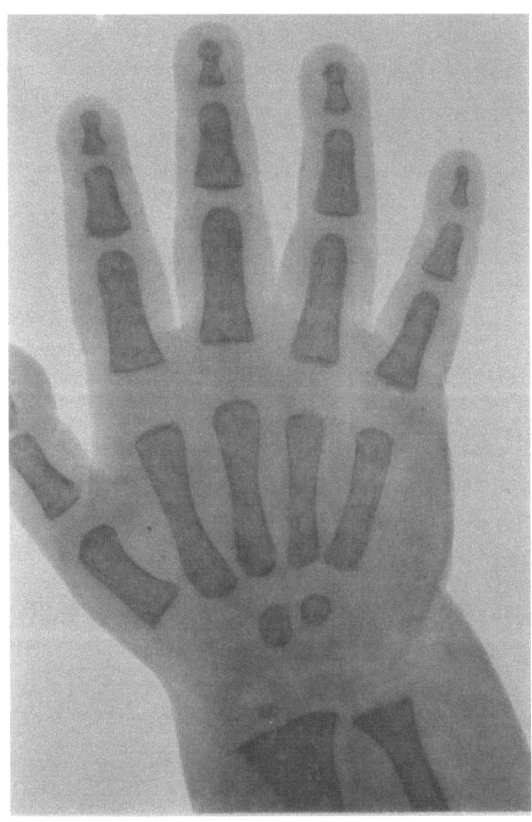

Abb. 169. Mädchen, 1 Jahr 3 Monate alt, 75 cm groß. Epiphysenkern im unteren Radiusende, der Endphalanx des Daumens.

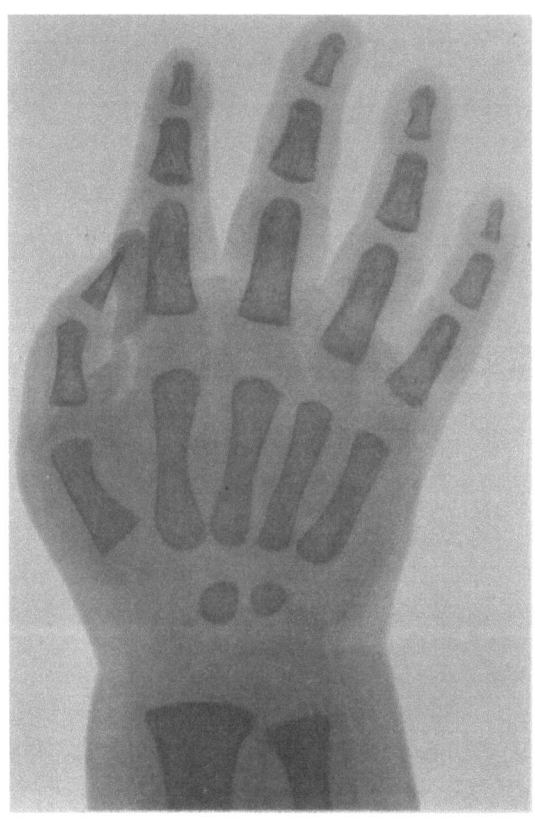

Abb. 170. Knabe, 1 Jahr alt, 71 cm groß.

(Abb. 167—170 natürl. Größe.)

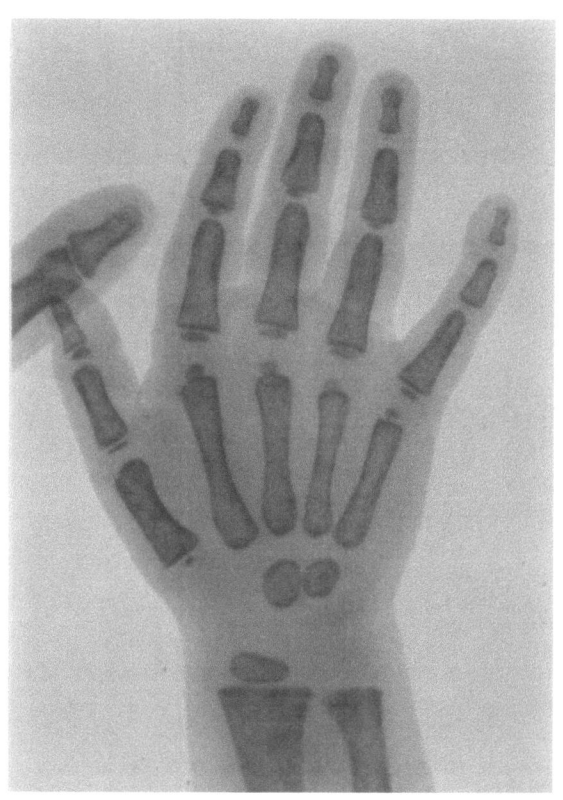

Abb. 171. Mädchen, 2 Jahre 2 Monate alt, 84 cm groß. Epiphysenkerne in den Phalangen und im Metacarpus.

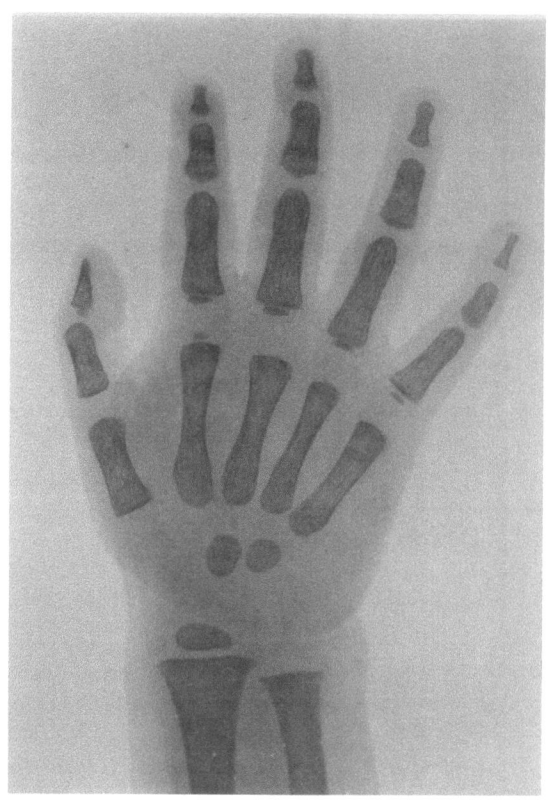

Abb. 172. Knabe, 2 Jahre 2 Monate alt, 78 cm groß. Epiphysenverknöcherung beginnt erst.

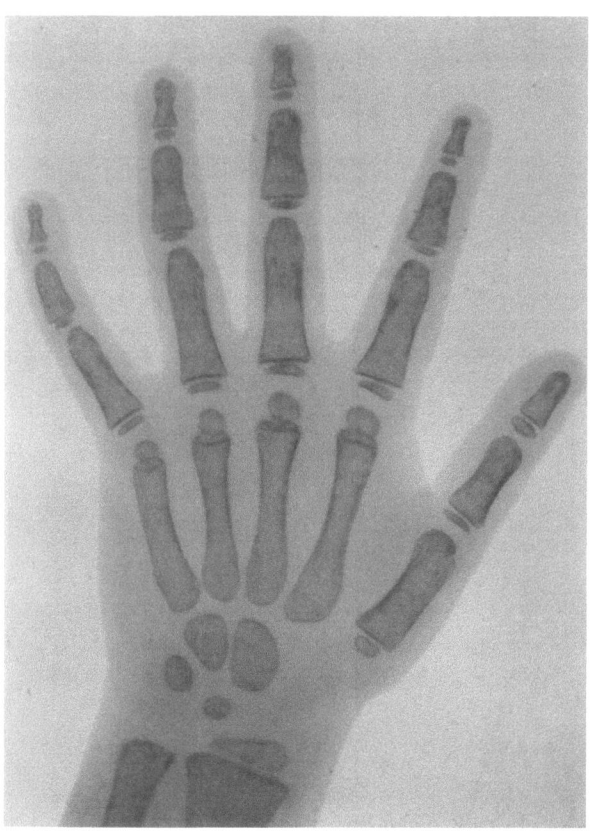

Abb. 173. Mädchen, 3 Jahre 8 Monate alt. Triquetrum und Lunatum.

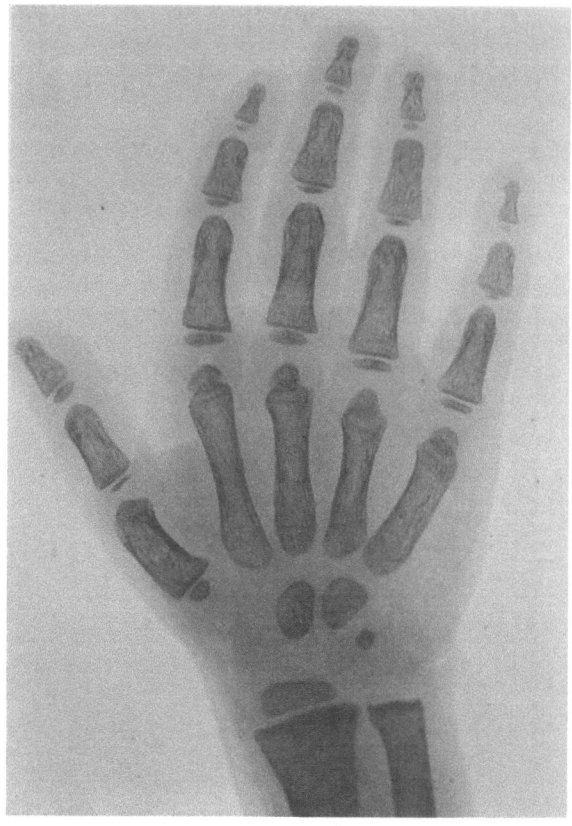

Abb. 174. Knabe, 3 Jahre 3 Monate alt. Lunatumkern fehlt noch. Epiphysenkerne weiter zurück als bei Abb. 173.
(Abb. 171—174 etwa $^4/_5$ der natürl. Größe.)

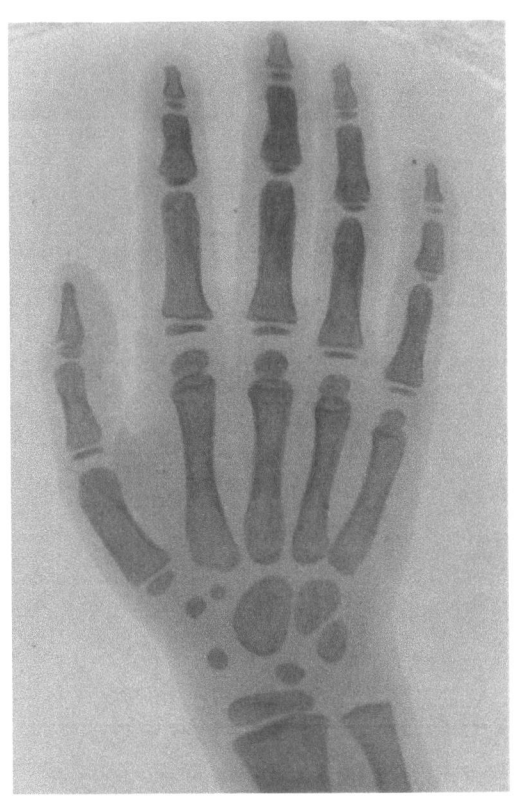

Abb. 175. Mädchen, 5 Jahre 5 Monate alt, 105 cm groß. Naviculare, Multangulum, maius und minus.

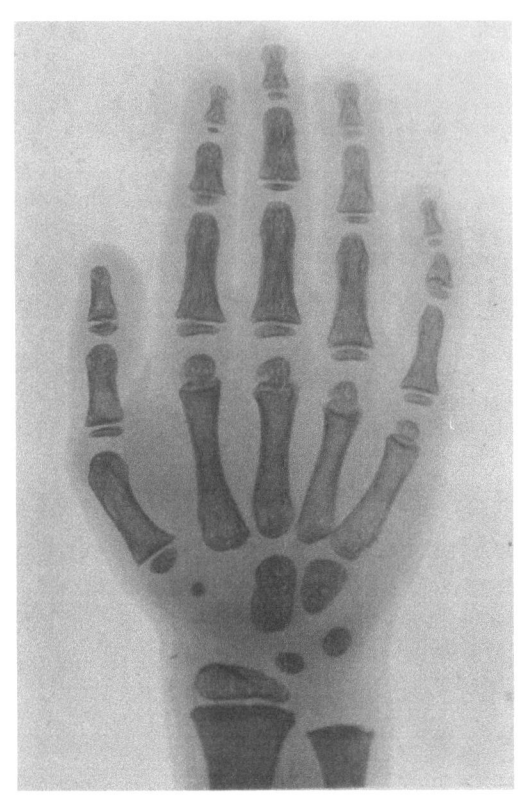

Abb. 176. Knabe, 5 Jahre 11 Monate alt, 104,5 cm groß. Multangulum minus und Naviculare noch ohne Kerne.

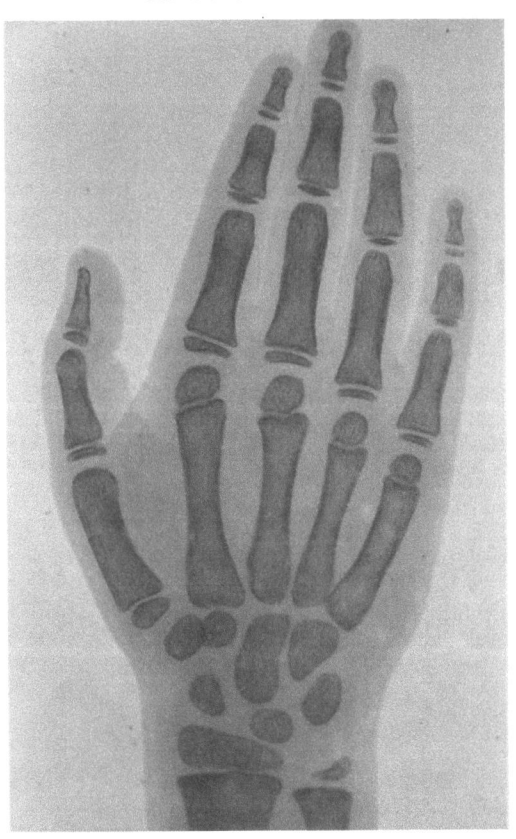

Abb. 177. Mädchen, 7 Jahre 3 Monate alt, 114 cm groß. Epiphysenkern im unteren Ulna-Ende, schon einige Zeit bestehend.
(Abb. 175—178 etwa ²/₃ der natürl. Größe.)

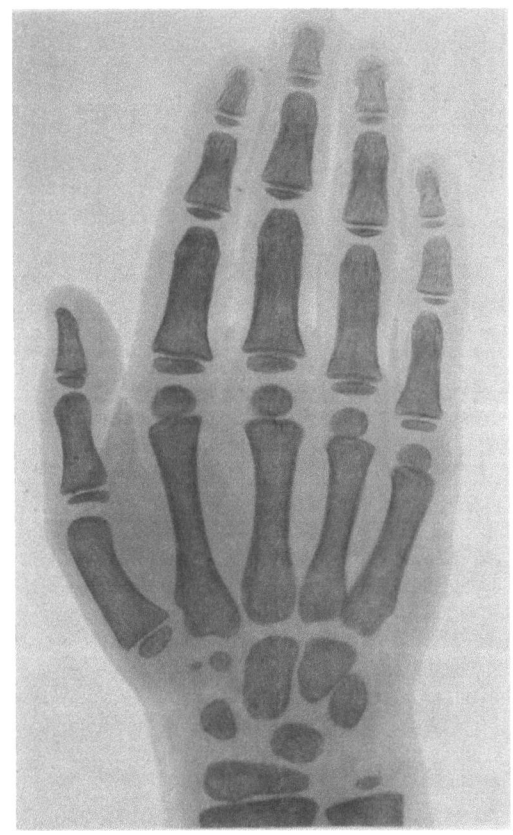

Abb. 178. Knabe, 7 Jahre alt, 114 cm groß. Multangulum maius und unterer Epiphysenkern der Ulna eben erst aufgetreten.

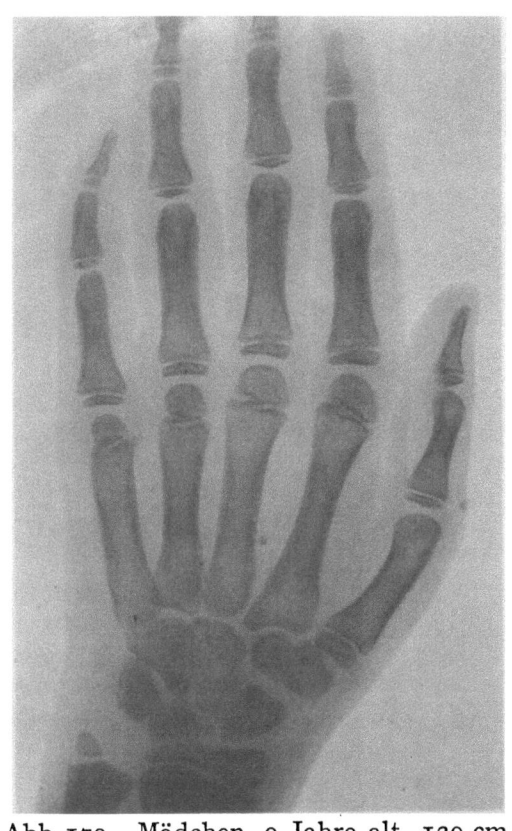

Abb. 179. Mädchen, 9 Jahre alt, 129 cm groß. Pisiforme (etwas zarter Schatten).

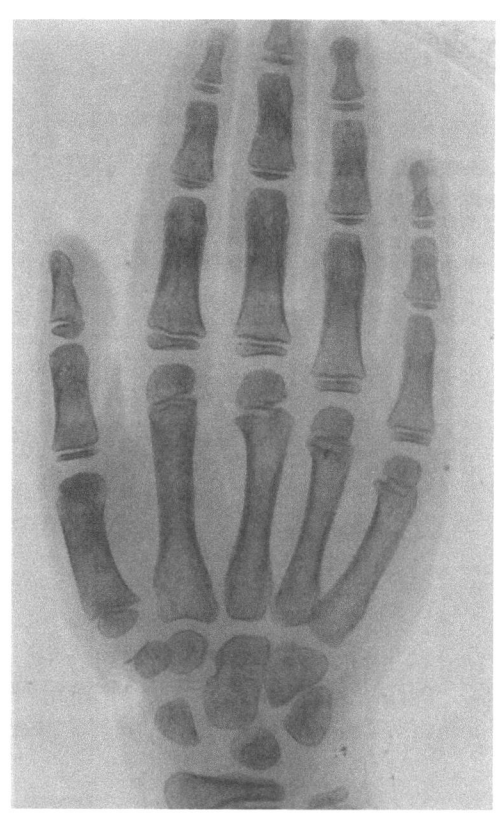

Abb. 180. Knabe, 9 Jahre alt.

(Abb. 179 u. 180 etwa $^2/_3$ der natürl. Größe.)

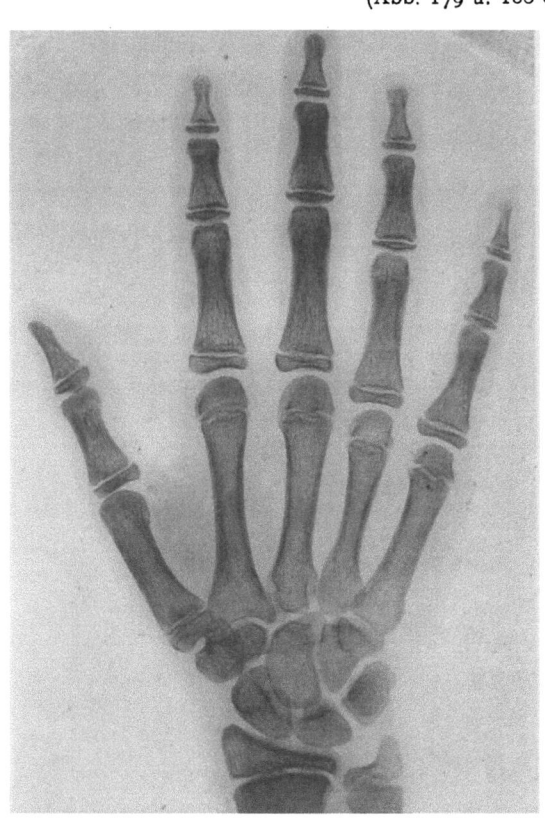

Abb. 181. Mädchen, 9 Jahre 9 Monate alt, 139 cm groß. Ossifikation über dem Durchschnitt, Pisiforme sehr weit entwickelt.

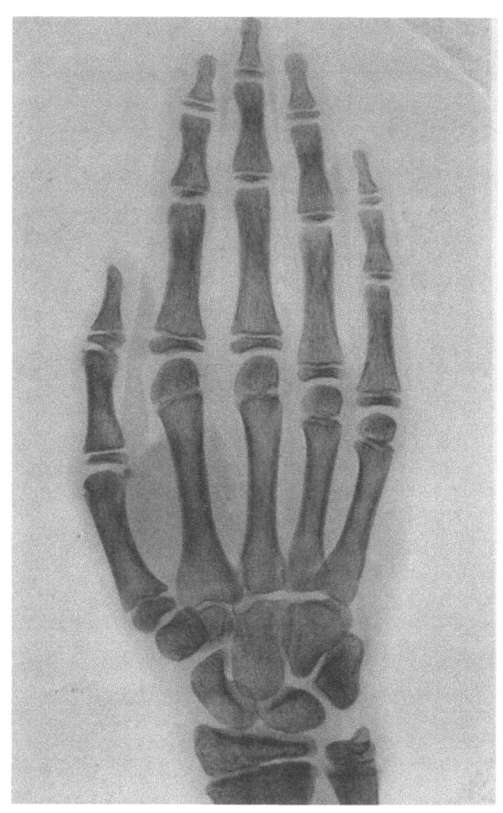

Abb. 182. Knabe, 12 Jahre 2 Monate alt, 143 cm, groß. Pisiforme noch wenig weit ossifiziert.

(Abb. 181 u. 182 etwa $^1/_2$ der natürl. Größe.)

Verknöcherung des Fußes.

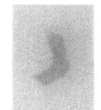

Abb. 183.
Fuß, Anfang des 3. Embryonal-Monats.

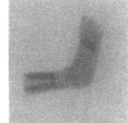

Abb. 184.
3. Embryonal-Monat. Metatarsus u. Phalanx III.

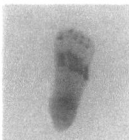

Abb. 185.
Ende des 3. Embryonal-Monats. Phalanx I.

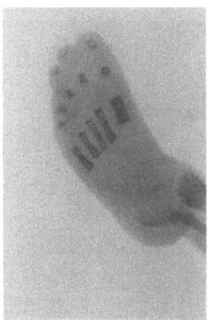

Abb. 186. Ende des 4. Fetal-Monats. Periostaler Knochenkern am Calcaneus.

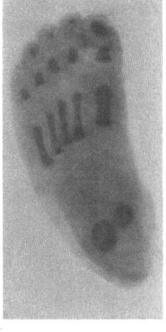

Abb. 187. 7. Monat. Calcaneus- und Taluskern.

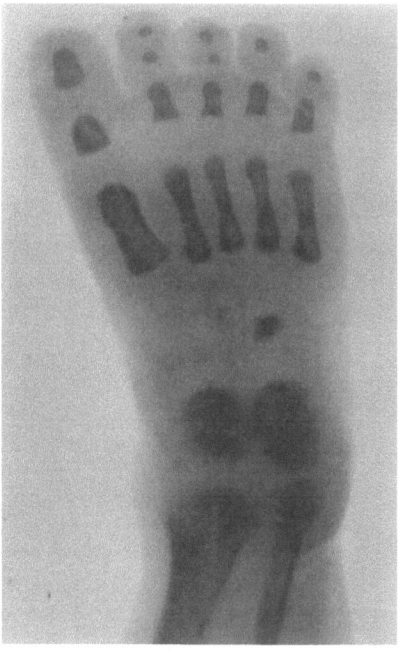

Abb. 188. Neugeborenes. Phalanx II und Os Cuboides.

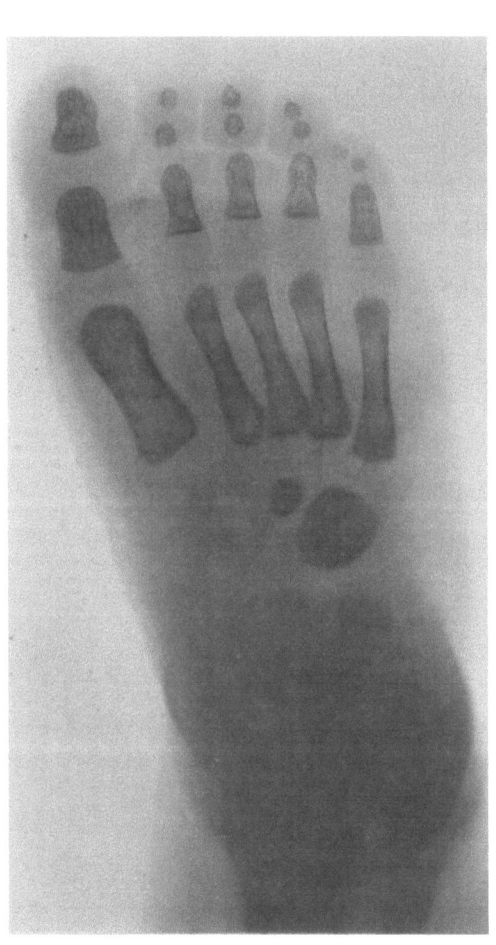

Abb. 189. Knabe, 1 Jahr alt. Os cuneiforme III. Erster Epiphysenkern in der Epiphyse der Endphalanx der Großzehe.

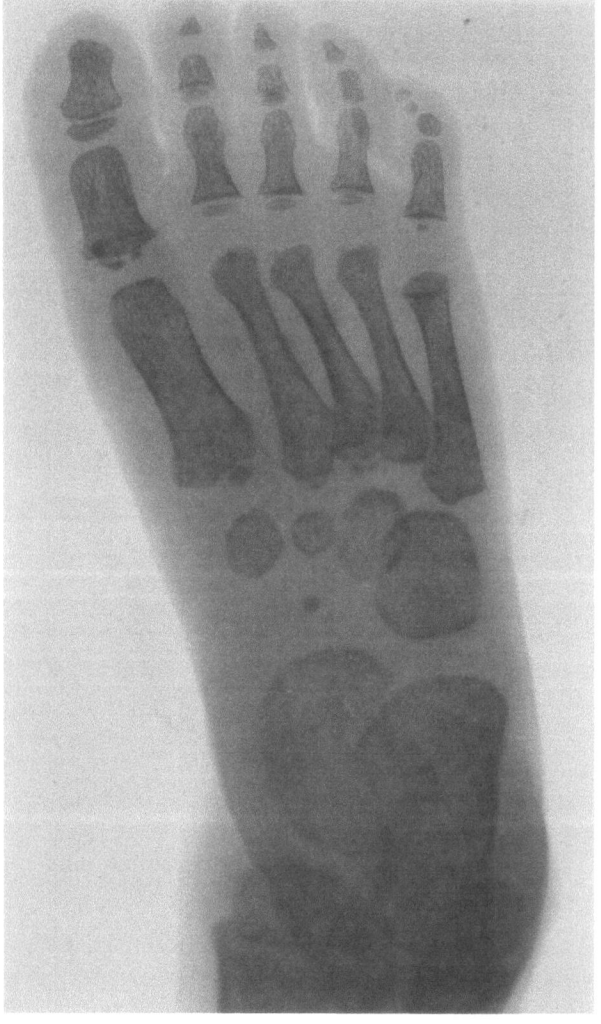

Abb. 190. Mädchen, 2½ Jahre alt. Frühes Auftreten von Kernen im Cuneiforme I und II, Naviculare. Var: basale Epiphysenkerne in der Basis des Os metatars. III. Zerklüftete Kerne in der Basis des Os metatars und der Phalanx I der Großzehe.

(Abb 183—190 natürl. Größe.)

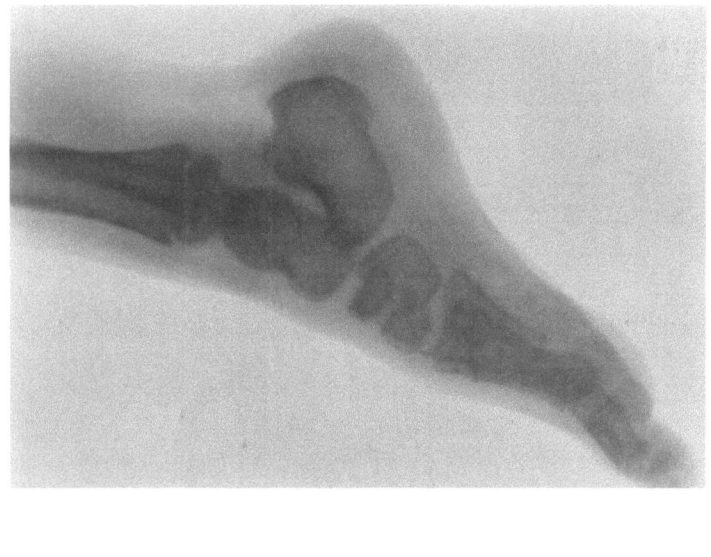

Abb. 193. Knabe, 5 Jahre alt, kräftig. Ossifikationszustand hinter dem des Mädchens zurück.

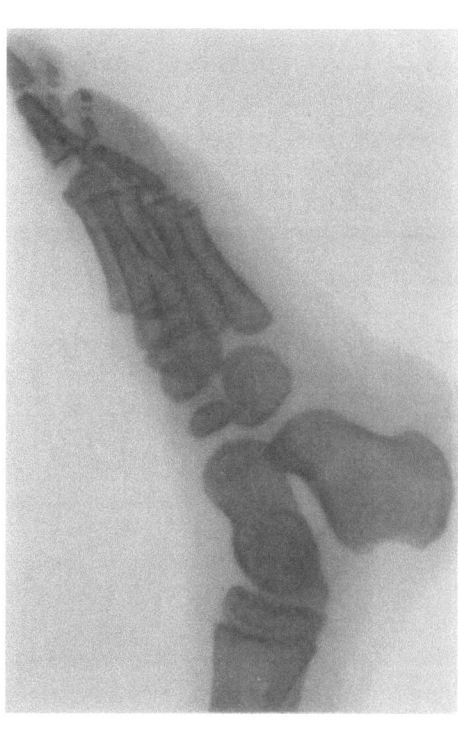

Abb. 195. Knabe, 8 Jahre alt. Ossifikation hinter dem Zustande des Mädchens zurück.

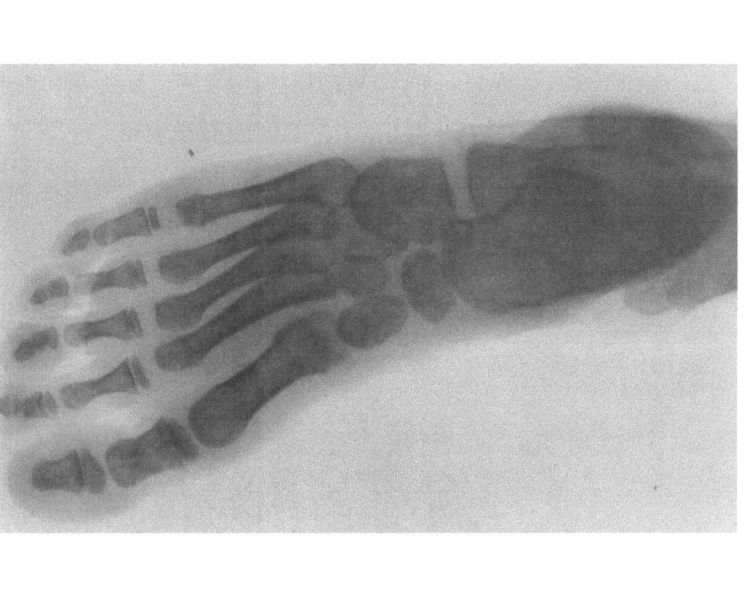

Abb. 192. Mädchen, 5 Jahre alt.

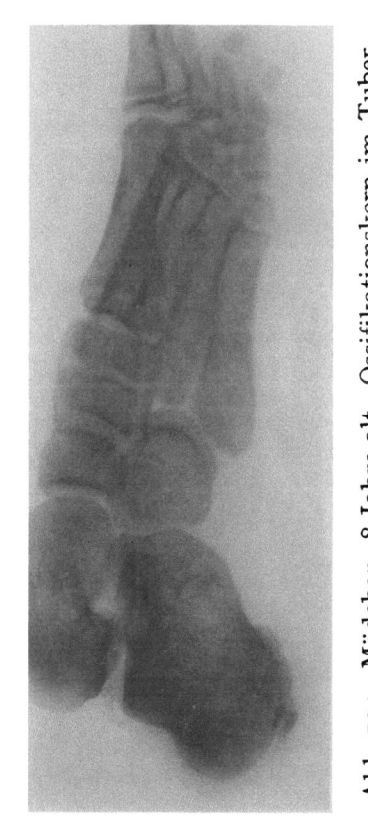

Abb. 194. Mädchen, 8 Jahre alt. Ossifikationskern im Tuber calcanei.

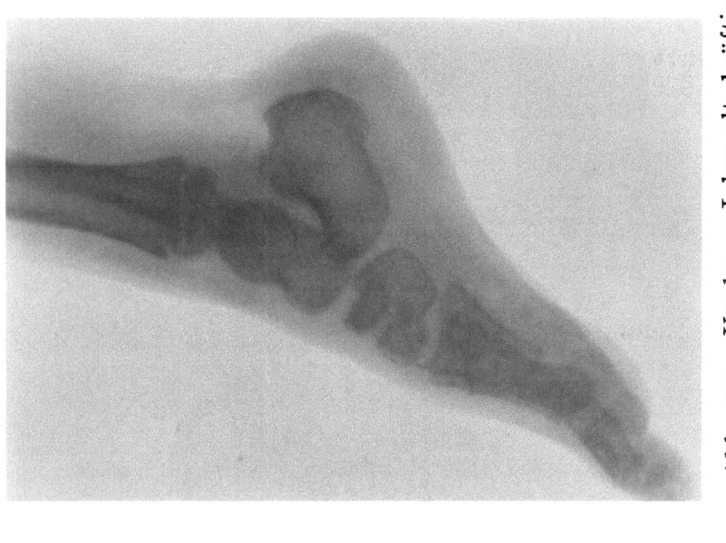

Abb. 191. Mädchen, 4 Jahre alt.

(Abb. 191—195 etwa ²/₅ der natürl. Größe.)

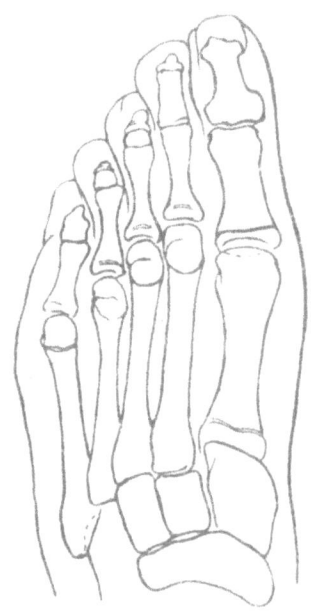

Abb. 196. Mädchen, 15 Jahre alt. Die Epiphysenspalten verschwinden.

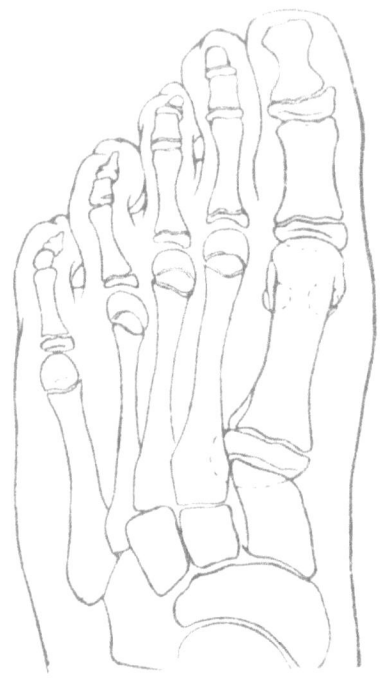

Abb. 197. Knabe, 15 Jahre alt. Die Epiphysenspalten sind noch offen.

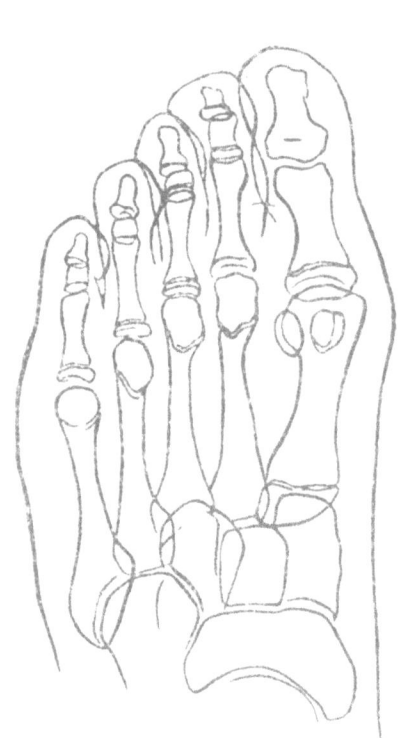

Abb. 198. Jüngling, 18 Jahre alt und 154 cm groß. Fast überall noch offene Epiphysenspalten.

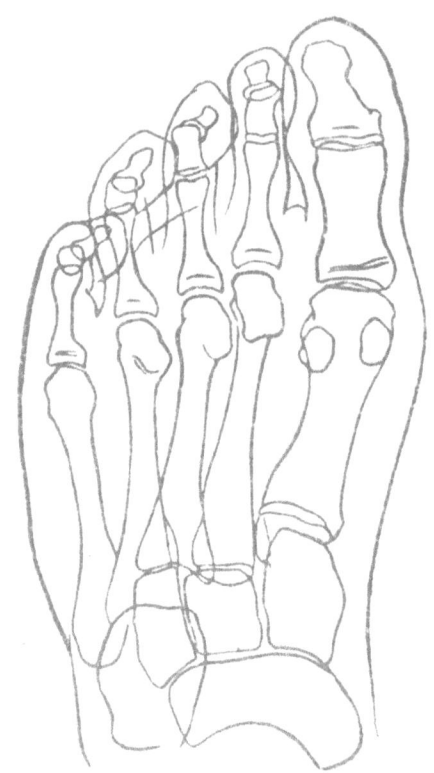

Abb. 199. Jüngling, 17 Jahre alt und 180 cm groß. Fast überall bereits geschlossene Epiphysenspalten.

VERLAG VON J. F. BERGMANN IN MÜNCHEN

PLASTISCHE ANATOMIE

Die konstruktive Form des menschlichen Körpers
Von
Prof. Dr. S. MOLLIER in München

Mit Bildern von Hermann Sachs
In schwarzem Buckrameinbande mit Goldprägung
54.— Goldmark

Aus den Urteilen über das Buch:

Klinische Wochenschrift:
„Ist es schon ein Genuß, den knappen klaren Stil des Verfassers zu lesen, so ist das zahlreiche Bildermaterial noch eine freudebringende Beigabe. Die rein anatomischen, teilweise sehr originellen Abbildungen sind durch Weglassen morphologischer Miniaturen so einfach als möglich gehalten. Dennoch wirken sie niemals schematisiert, weil das künstlerisch Formale trefflich in ihnen erfaßt ist. Auch die aufs Sorgfältigste ausgesuchten Aktphotographien lassen niemals neben dem, was sie plastisch zeigen sollen, die künstlerische Note vermissen. Der Verlag hat die Anatomie des Verfassers in ein Gewand von ausgesuchter Vornehmheit gehüllt und ein Werk herausgebracht, das aus einem Gusse geformt, dem Mediziner eine Menge des Wissens bietet. Dem Künstler gibt es ein Verständnis der Körperplastik mit auf seinen Weg und dem, der Schönes zu sehen weiß, ist es eine reiche Quelle der Freude. Daher ist das Buch auf das Wärmste zu empfehlen."

Deutsche Medizinische Wochenschrift:
„... Schon dem Anatomen bringt das Werk neue Anregungen, aber jeder Arzt, der Orthopäde vielleicht an erster Stelle, aber nicht minder etwa um ganz beliebige Beispiele zu nennen, der Internist oder der Neurologe, ja wohl jeder, dem es um Vertiefung seines Wissens vom lebenden Organismus zu tun ist, wird hier dankenswerte Hinweise finden, dem Medizinstudierenden eröffnet es eine ganz neue und fesselnde Betrachtung der verständnisloser Weise als „trocken" verschrienen Materie. Dem Verlage kann man zu dieser in schlimmster Zeit durchgeführten, tatsächlich aber die Leistungen unserer besten Zeiten überragenden Ausstattung Glück wünschen."

Ärztliche Nachrichten, Prag:
„Dem Zwecke dienen außer dem geschriebenen Wort zahlreiche weitgehend vereinfachte und darum umso eindringlichere Darstellungen der mechanischen Elemente des Körpers, der Knochen, Gelenke und Muskeln, und besondere Belebung erfährt der Gegenstand durch die vielen wundervollen Aktbilder, die den Körper in denkbar verschiedenartigsten Stellungen und Beanspruchungen zeigen. Nur in einer Kunststadt wie München konnte eine solche Menge prächtiger Modelle gefunden werden."

Ärztliche Rundschau:
„In der Gestalt des menschlichen Körpers den Zweck zu erkennen, lehrt Molliers Buch. Durch Studium des Textes und durch Betrachten der meisterhaft entworfenen, sehr zahlreichen instruktiven Abbildungen schult der Arzt die Fähigkeit, zu sehen und zu urteilen, den Gesamteindruck eines Körperbaues zu erfassen... Für praktische Ärzte und für Fachärzte verschiedener Disziplinen bietet dieses Werk eine Fundgrube von Anregungen und Entwicklungsmöglichkeiten. Durch glänzende Darstellungskunst wird das Studium zur Freude. Die vornehme künstlerische Ausstattung durch den Verlag verdient eine stolze Hervorhebung deutscher Leistungsfähigkeit."

Ein vierseitiger, reich illustrierter Prospekt steht auf Verlangen gern zur Verfügung

VERLAG VON J. F. BERGMANN IN MÜNCHEN

Anatomischer Totentanz. Von Prof. Dr. **Albert Hasselwander**, Erlangen. Erscheint im Dezember 1925. Gebunden etwa 20.— Mark

Lehrbuch der Entwicklungsgeschichte des Menschen. Von Dr. **H. K. Corning**, Professor der Anatomie an der Universität Basel. Zweite Auflage. Mit 694 Abbildungen, davon 105 farbig. 1925.
In Ganzleinen gebunden 36.— Mark.

Lehrbuch der topographischen Anatomie für Studierende und Ärzte. Von Dr. **H. K. Corning**, Professor der Anatomie an der Universität Basel. Zwölfte und dreizehnte Auflage. Mit 677 meist farbigen Abbildungen. 1922. Gebunden 15.— Mark.

Histologie und mikroskopische Anatomie. Von Prof. Dr. **Hans Petersen** in Gießen. Erster und zweiter Abschnitt: Das Mikroskop und allgemeine Histologie. Mit 122 zum Teil farbigen Abbildungen. 1922. 3.50 Mark.
Dritter Abschnitt: Spezielle Histologie und mikroskopische Anatomie des Menschen. Mit 221 zum Teil farbigen Abbildungen. 1924.
12.— Mark.

Grundriß der Entwicklungsgeschichte des Menschen. Von Prof. Dr. med. **Ivar Broman** in Lund. Erste und zweite Auflage. Mit 208 Abbildungen im Text und auf 3 Tafeln. 1921. Gebunden 15.— Mark.

Grundriß der chirurgisch=topographischen Anatomie. Mit Einschluß der Untersuchungen am Lebenden. Von Geh. Med. Rat Prof. Dr. **O. Hildebrand**, Direktor der chirurgischen Universitäts=Klinik Berlin. Vierte, verbesserte und vermehrte Auflage. Mit 194 teils mehrfarbigen Abbildungen im Text. 1924. Gebunden 13.50 Mark.

Die Architekturen der menschlichen Knochenspongiosa. Von Prof. Dr. **Hermann Triepel** in Breslau. Atlas und Text (in einem Bande). Mit 17 Tafeln und 1 Ergänzungstafel. 1922. 5.— Mark.

Die anatomischen Namen, ihre Ableitung und Aussprache. Von Prof. Dr. **Hermann Triepel** in Breslau. Neunte und zehnte Auflage. 1921.
2.— Mark.

Der diluviale Menschenfund von Oberkassel bei Bonn. Von **M. Verworn, R. Bonnet** und **G. Steinmann**. Mit Tafel 1—28 und 42 Textfiguren. 33,5×28 cm. 1919. In Mappe 80.— Mark.

Der Sektionskurs. Kurze Anleitung zur pathologisch=anatomischen Untersuchung menschlicher Leichen. Von Prof. Dr. **Bernhard Fischer**, Direktor des Pathologischen Instituts der Universität Frankfurt a. M. Unter Mitwirkung von Privatdozent Dr. E. Goldschmid, Prosektor, und Benno Elkan, Bildhauer. Mit 92 zum Teil farbigen Zeichnungen. Zweite Auflage. 1922. Gebunden 8.— Mark.

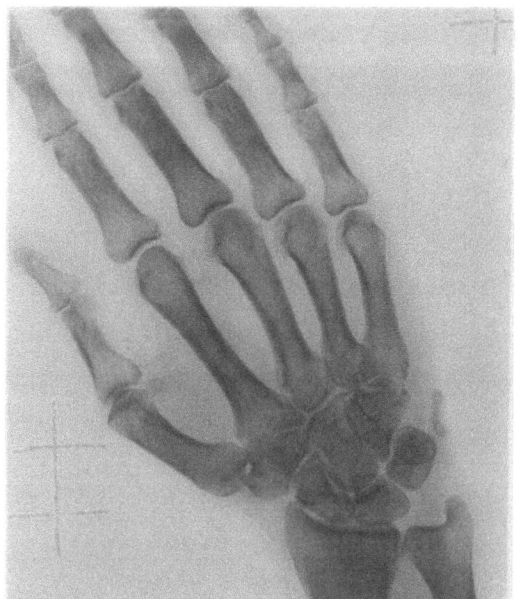 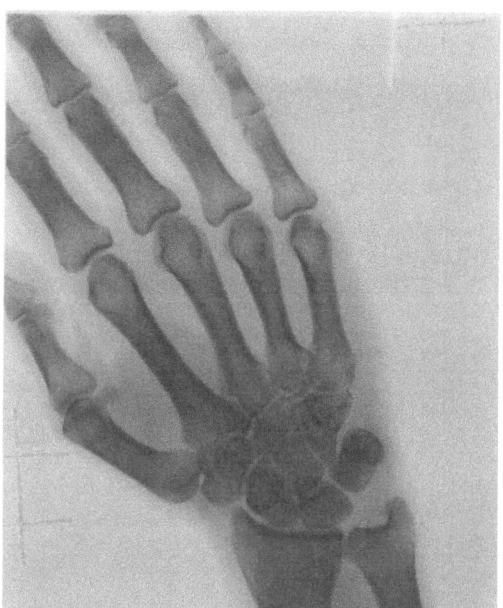

Abb. 76.

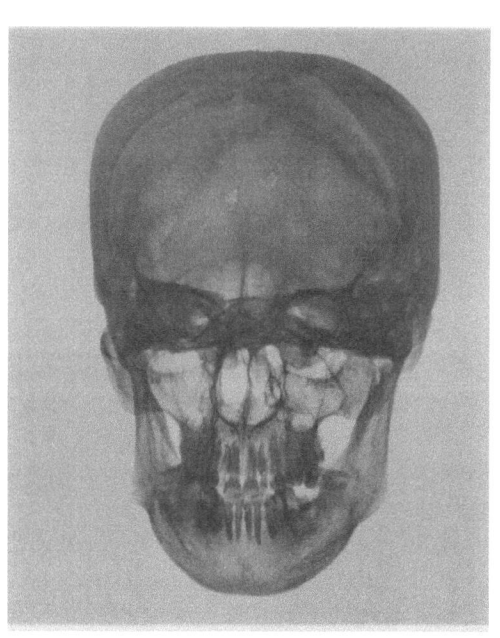 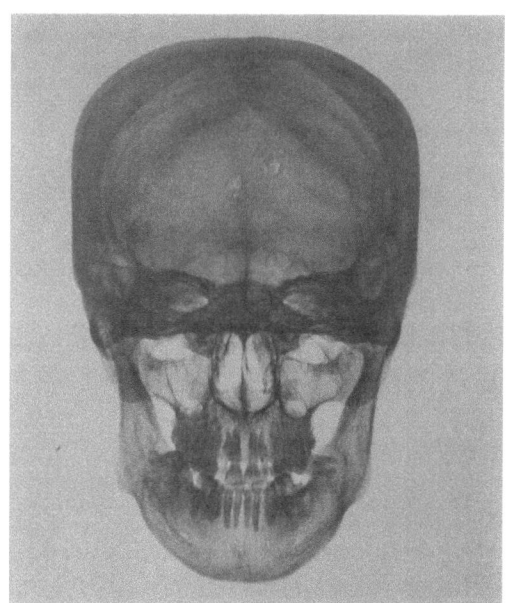

Abb. 2.

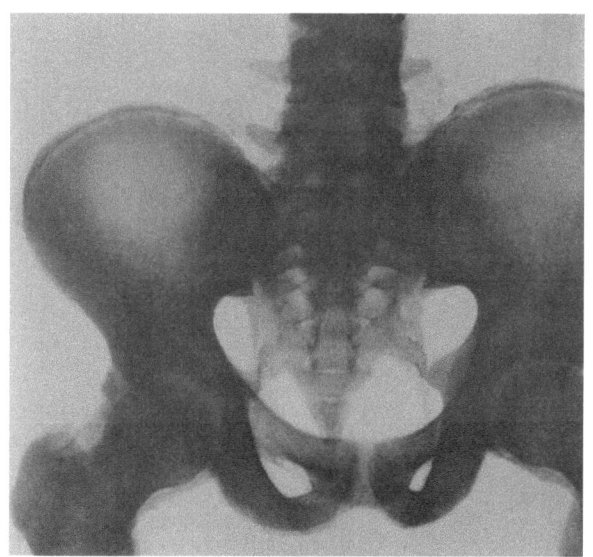 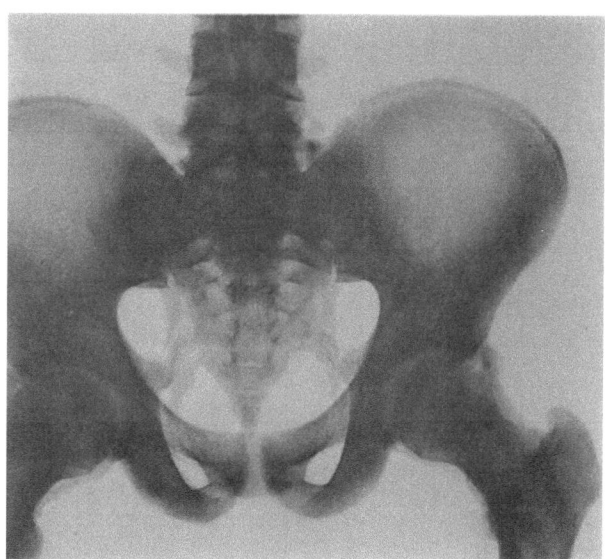

Abb. 33.

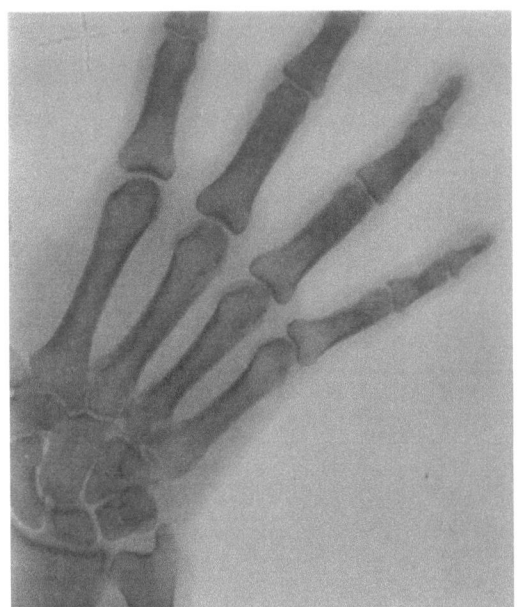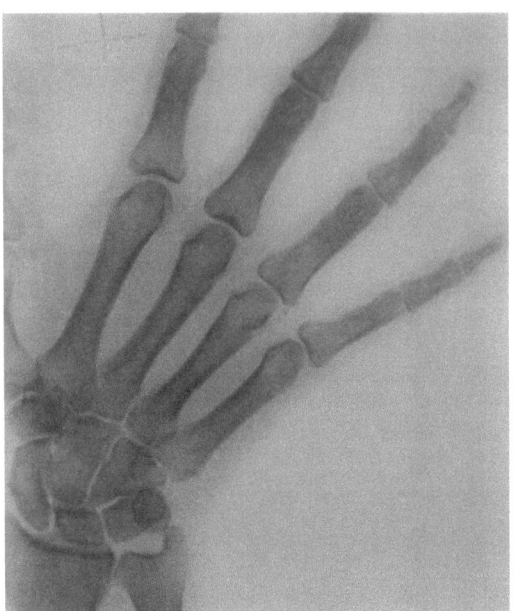

Abb. 78.

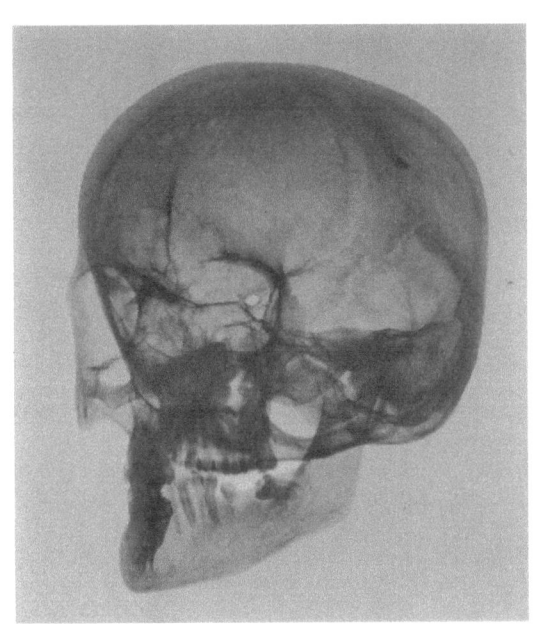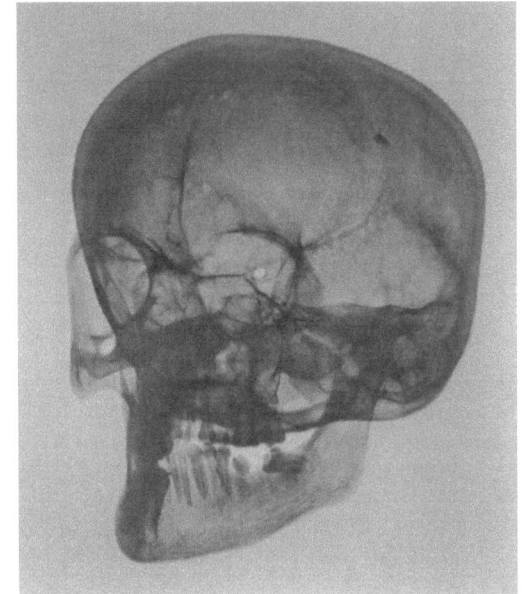

Abb. 11.

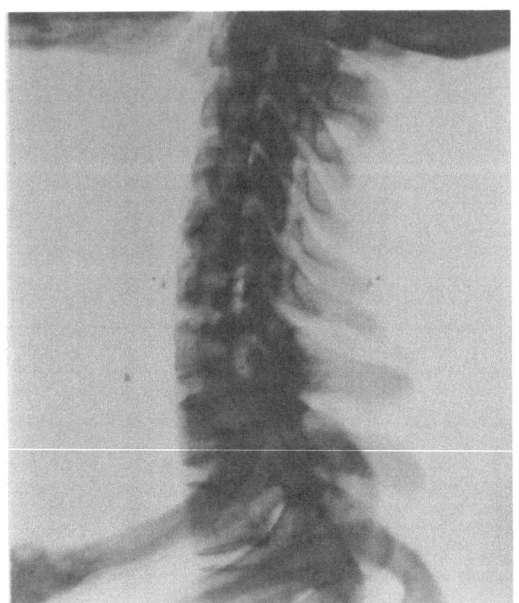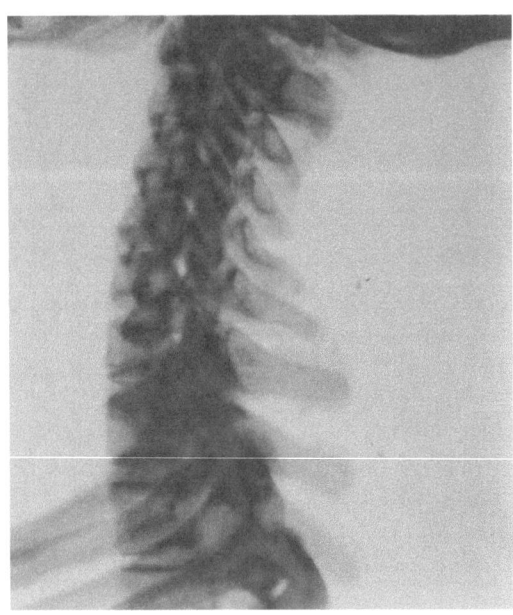

Abb. 23.

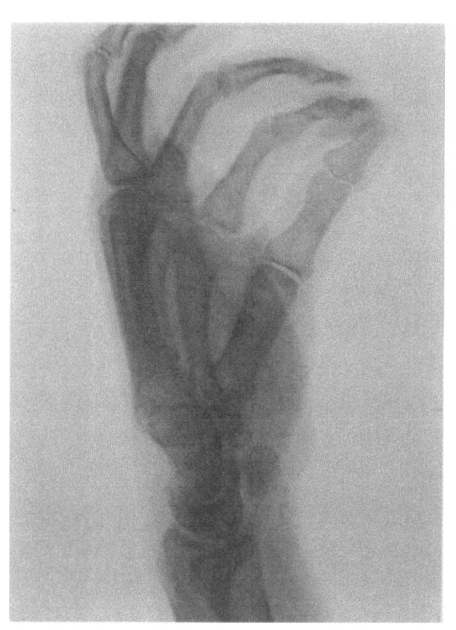 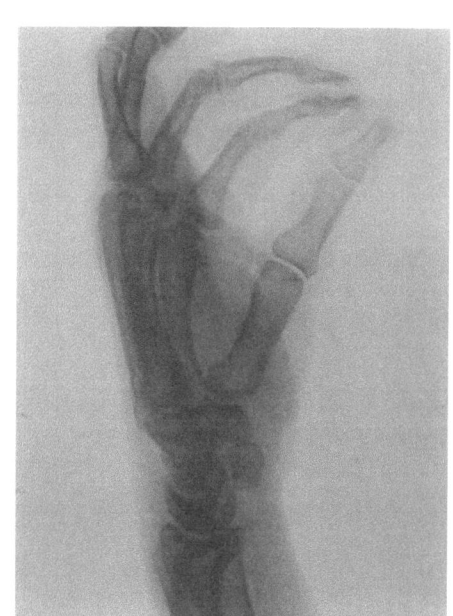

Abb. 72.

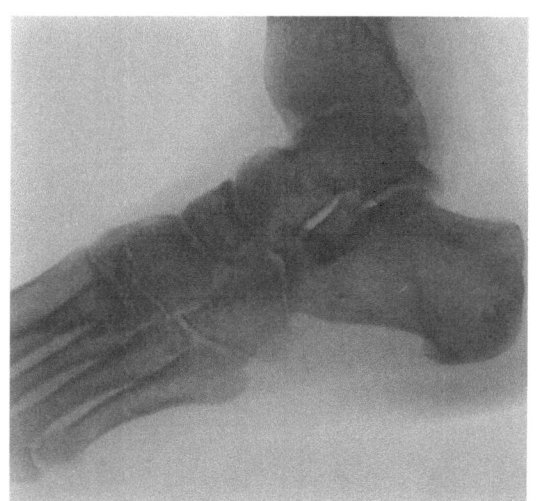 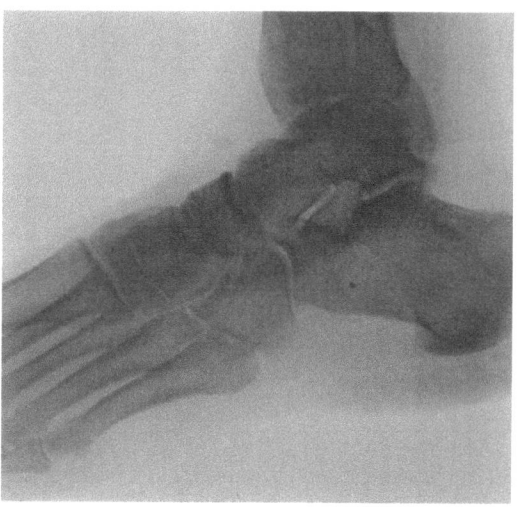

Abb. 130.

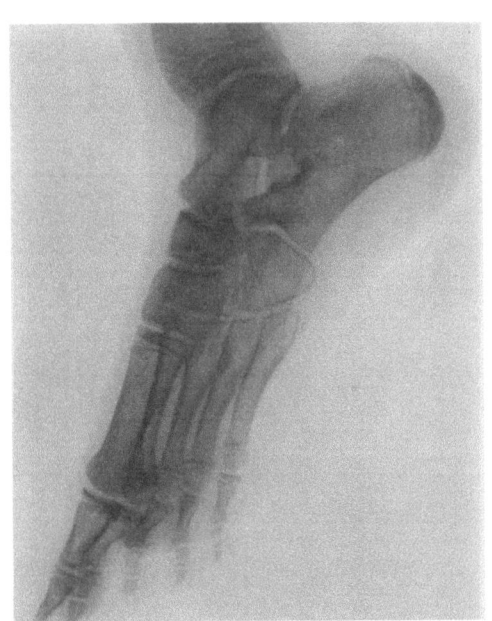 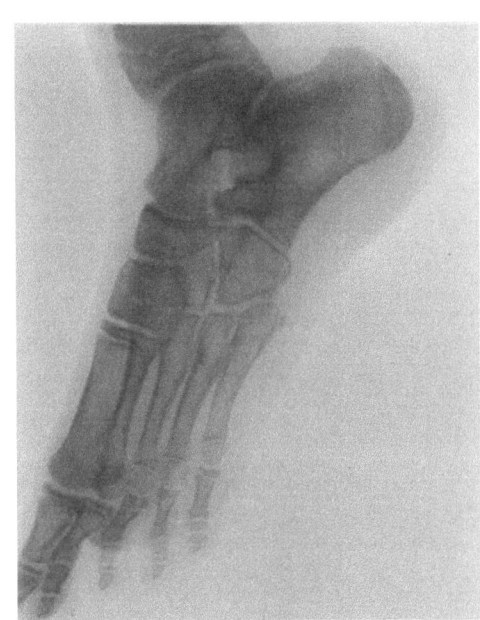

Abb. 148.

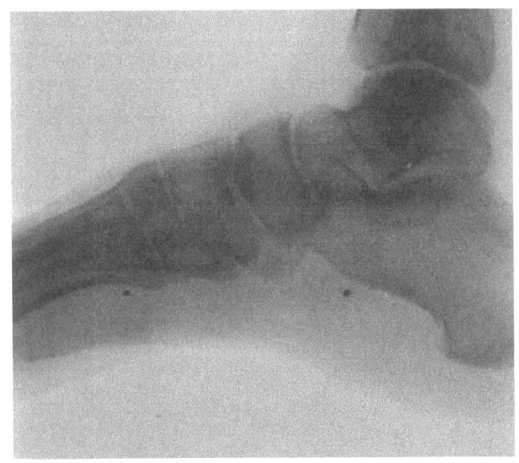 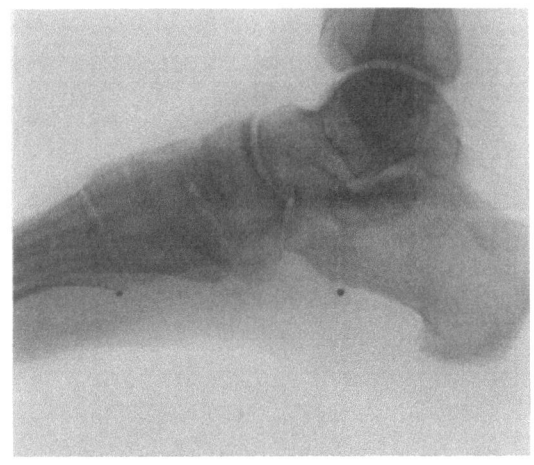

Abb. 129.

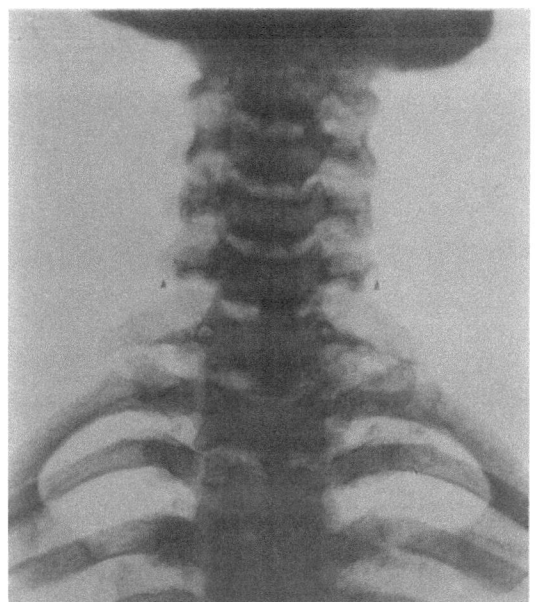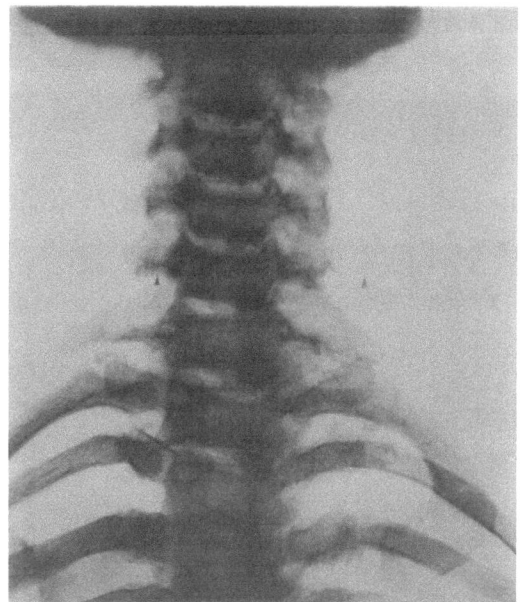

Abb. 21.

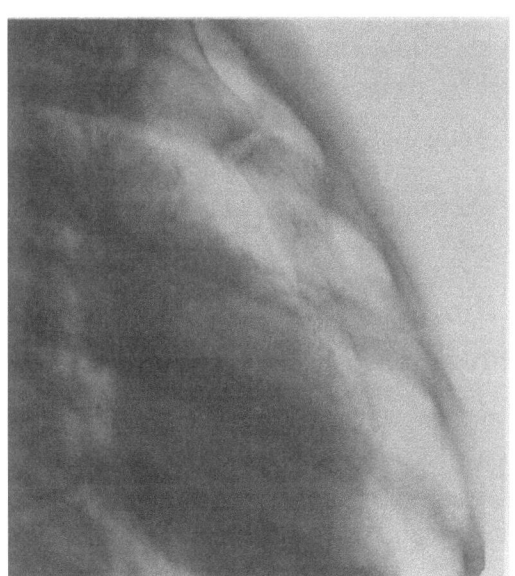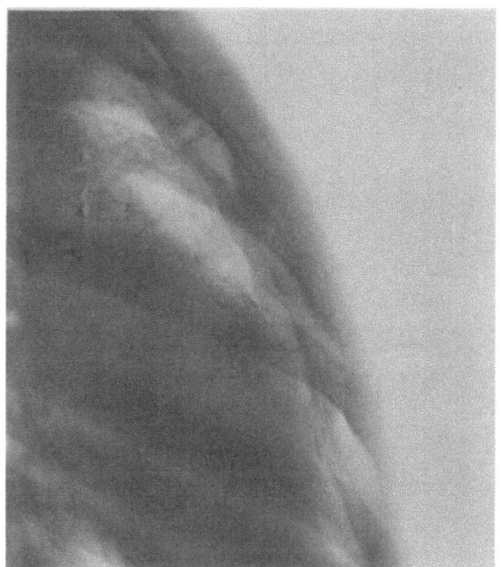

Abb. 31.

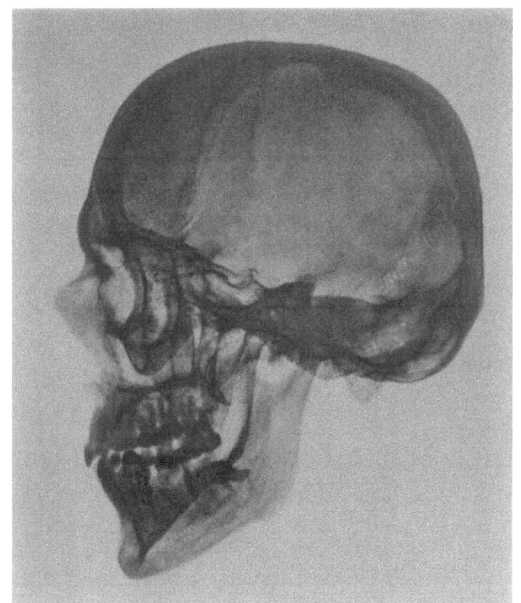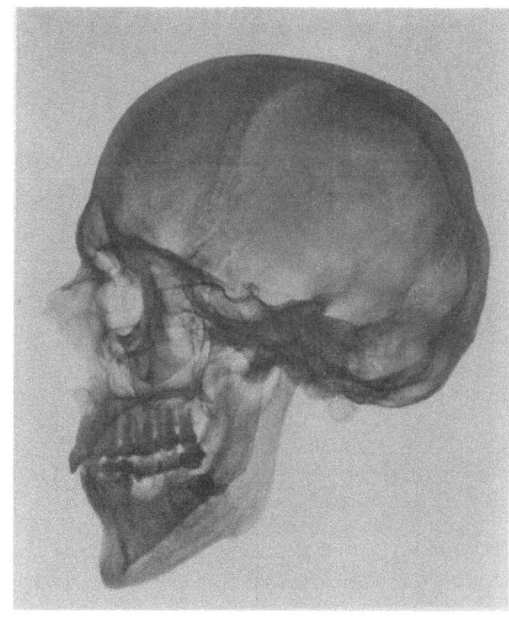

Abb. 1.

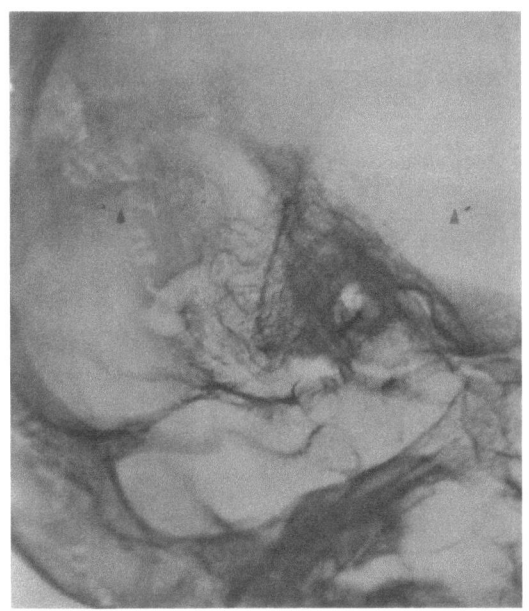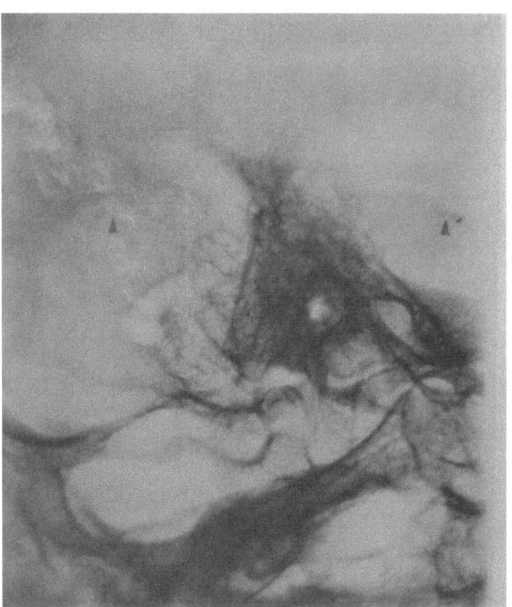

Abb. 13.

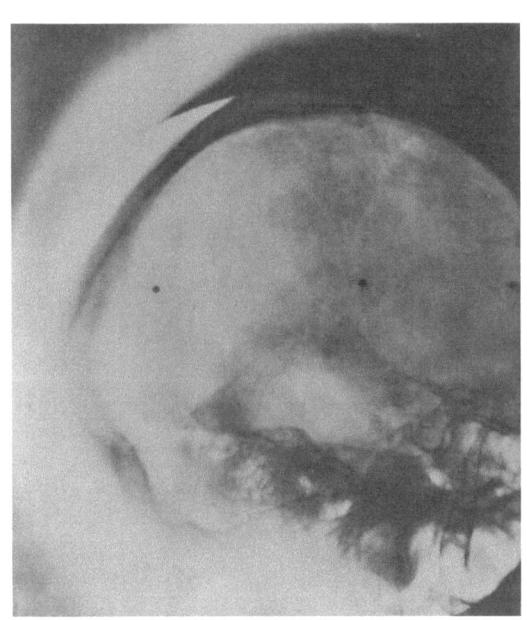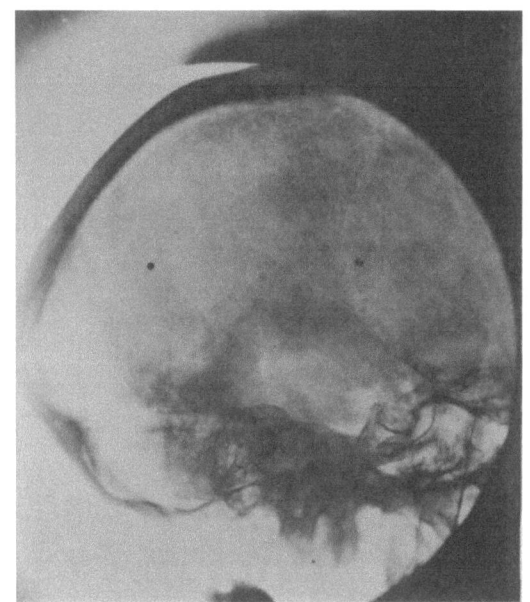

Abb. 15.

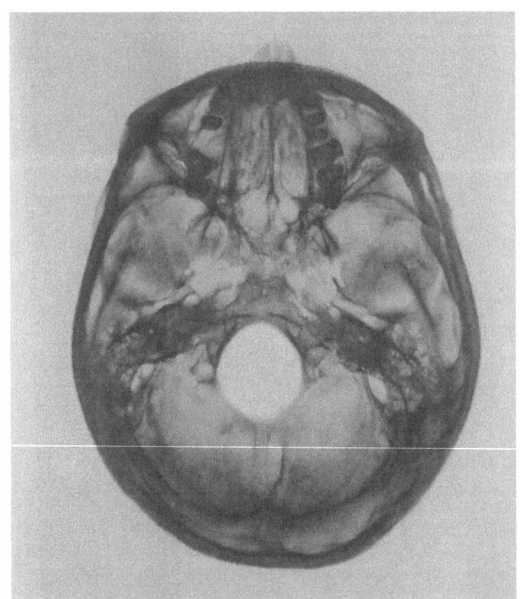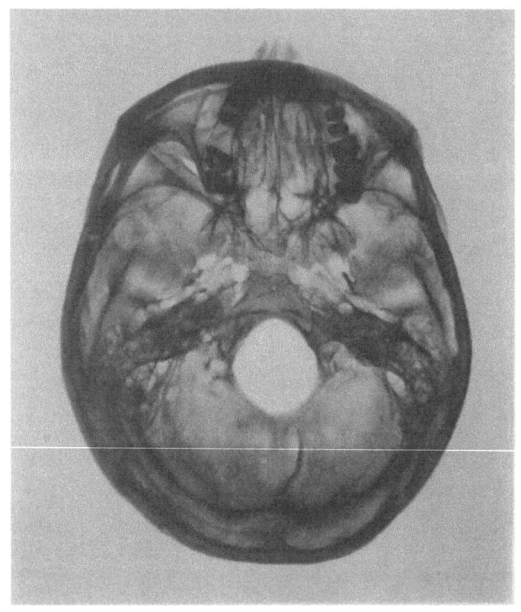

Abb. 12.

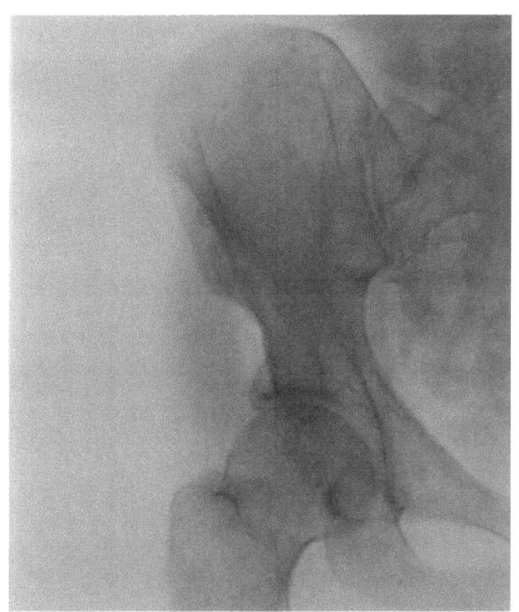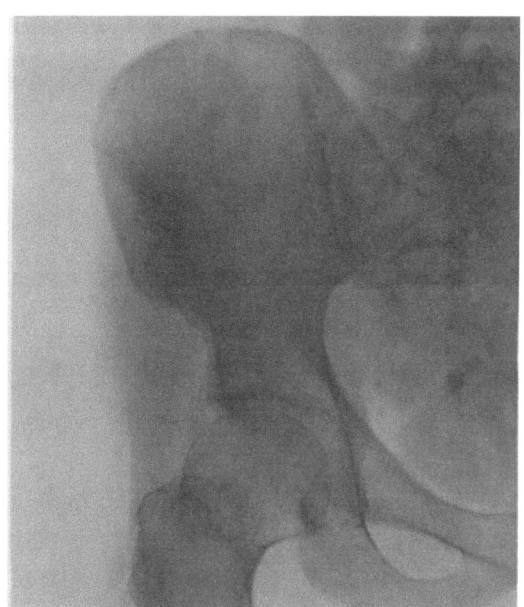

Abb. 92.

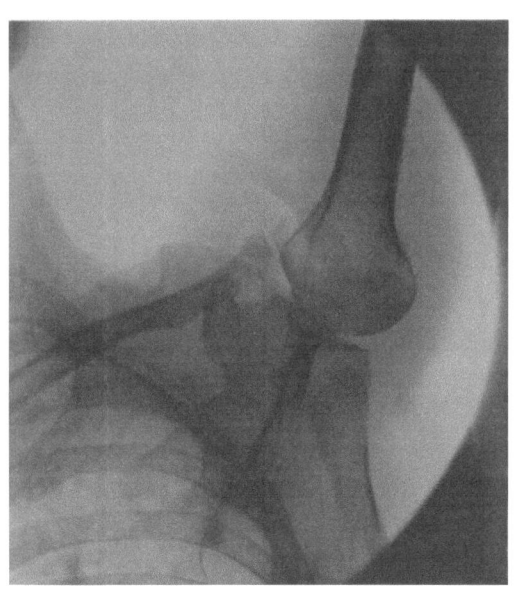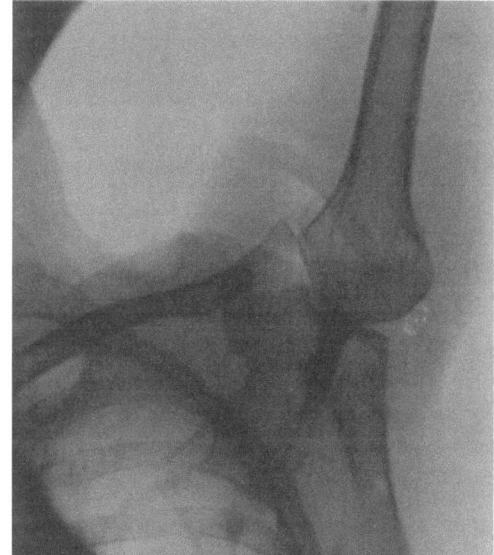

Abb. 75.

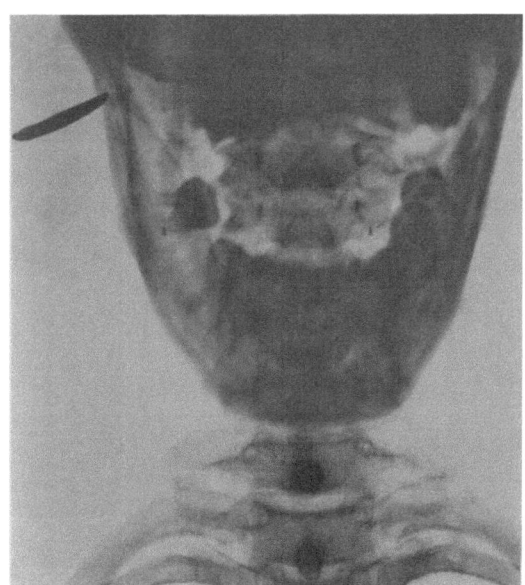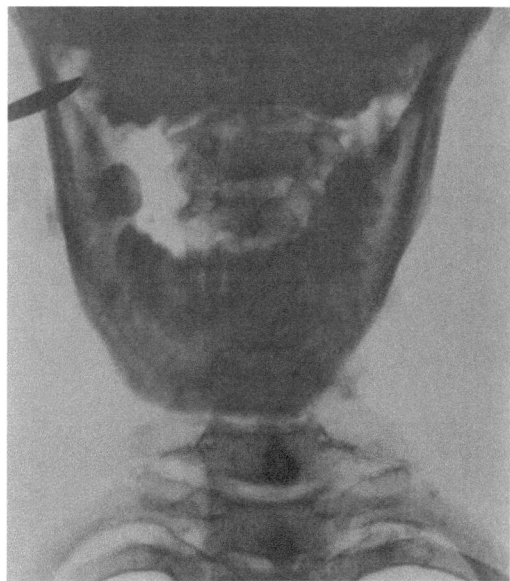

Abb. 17.

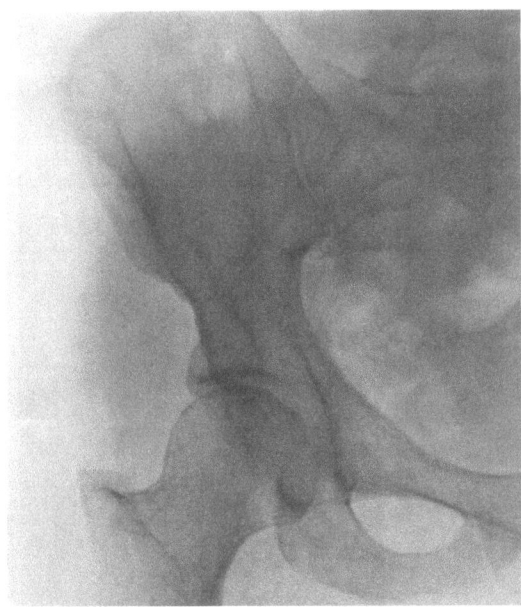 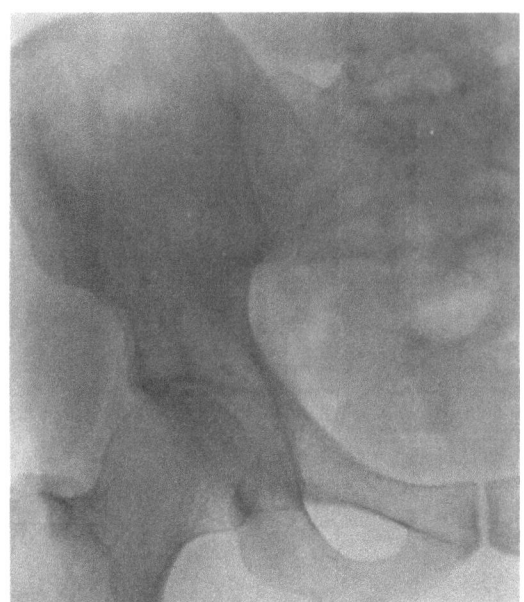

Abb. 91.

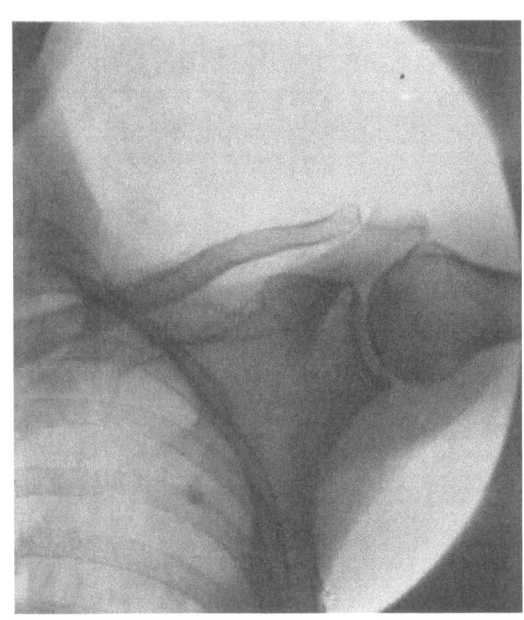 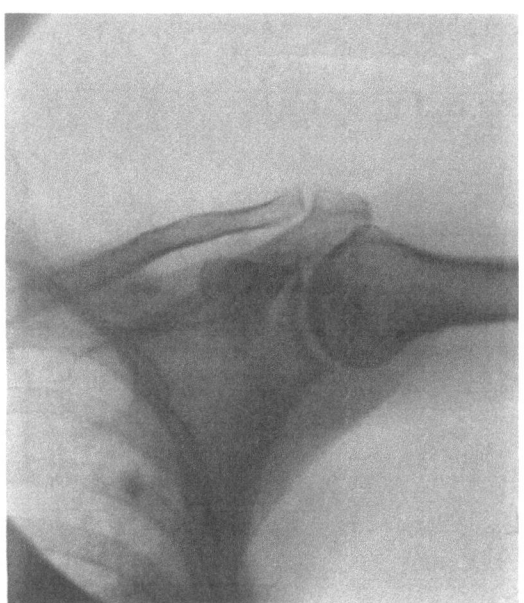

Abb. 74.

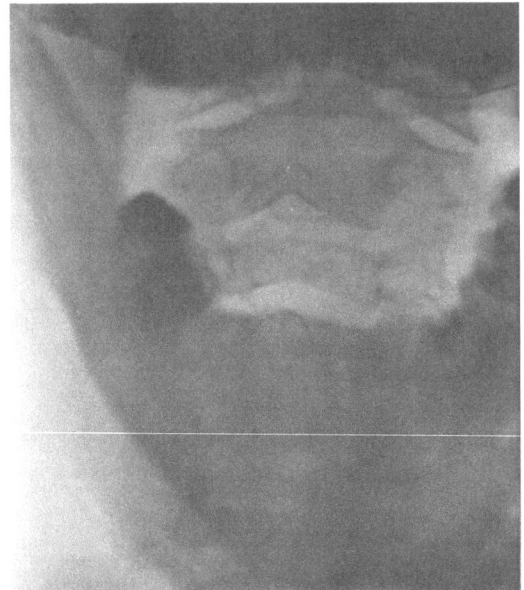 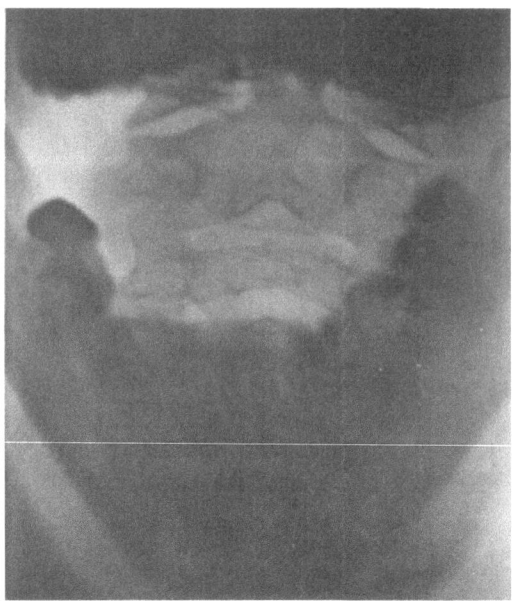

Abb. 19.

If you have any concerns about our products,
you can contact us on
ProductSafety@springernature.com

In case Publisher is established outside the EU,
the EU authorized representative is:
**Springer Nature Customer Service Center GmbH
Europaplatz 3, 69115 Heidelberg, Germany**

Printed by Libri Plureos GmbH
in Hamburg, Germany